临证处方用药 4321

郭志雄 主编

四川科学技术出版社
·成都·

图书在版编目（CIP）数据

临证处方用药4 3 2 1/郭志雄主编. -成都：四川科学技术出版社，2011.7（2022.1重印）

ISBN 978-7-5364-7216-7

Ⅰ.①临… Ⅱ.①郭… Ⅲ.①验方-汇编 Ⅳ.①R289.5

中国版本图书馆CIP数据核字（2011）第152664号

临证处方用药4 3 2 1

主　　编　郭志雄

出 品 人　程佳月
责任编辑　戴　林
封面设计　墨创文化
版式设计　康永光
责任出版　欧晓春
　　　　　成都市槐树街2号　邮政编码 610031
　　　　　官方微博：http://e.weibo.com/sckjcbs
　　　　　官方微信公众号：sckjcbs
　　　　　传真：028-87734035
成品尺寸　146 mm × 210 mm
印　　张　7　字数 170 千
印　　刷　成都市新都华兴印务有限公司
版　　次　2011年7月第 1 版
印　　次　2022年1月第 2 次印刷
定　　价　78.00元

ISBN 978-7-5364-7216-7

邮购：四川省成都市槐树街2号　邮政编码：610031
电话：028-87734035　电子信箱：sckjcbs@163.com

本书编委会名单

主　编　郭志雄

副主编　张智敏　谢　刚

编　委　程　玲　王　恳　向生霞　张　巍
曾　莉　潘　燕　龙　鑫　丁　晖

前　言

“读方三年，便谓天下无病可治；及治病三年，乃知天下无方可用。”圣人一千四百年前箴言犹在，然习医者遣方用药之困惑依旧。尤以新文化运动之后为甚，传统文化渐行渐远，中医理论源头乃枯，淡化理法方药如胶柱之瑟，何期绕梁之余音不绝于耳哉？

朱丹溪云：“操古方以治今病，其势不能以尽合。”以不变之陈方，疗万变之疾病，已有刻舟求剑之嫌，遑论药商之诈，医者之昧，病家何堪？

吴昆在其《医方考·序》中更是明确指出：“上医治未病，方无尚也，垂经论焉。经论，医之奥也。中医治已病，于是乎始有方。方，医之粗也，非其得已，视斯民之疾苦，故因病以立方耳！季世人，知医尚矣，习方，其简也；穷经，其烦也，乃率以方授受，而求经论者无之，舍斯道之奥，宝斯道之粗，安望其术之神良也！”方剂之发展自有其根源，有其贡献，驭繁为简，乃可操作。然过分依赖成方，极易陷入简单、教条，丧失医理之圆通，忽视病者之个性，无视病理之变化，遂失掉中医辨证之精髓。

实则，方剂欲传递之意，乃隐于其后之医理医法，古人云得鱼而忘筌，得意而妄言是也。故而大医忘方，俗医守方。于中国医学史言，医理与药理精神之传承乃首位与头等重要之事，而某方之具体组成、某药之具体剂量皆为次要问题。中医学绝非仅为精妙之“术”，更蕴含深邃之“道”，因而其所治非单纯之病，而乃生病之人。然当代中医似更重于形而略其神，也就是形而下之“术”被普遍接受，而形而上之“道”有所弱化。

本书旨在于“术”与“道”、“学”与“用”之间筑建桥梁，以期读者以精简之方药驾驭深奥之医理和繁杂之病症。

于拥有丰富物质支持之今时，吾辈之成长无不伴随西方之科学观念，血液乃至骨髓均融入了所谓的“科学”观念，欲理解从古朴直觉中生发的思想存在着一定难度，仅能因循某种痕迹去揣度古人欲表达之真正含义，从原始文献中回溯因何导致医学观念的发生、衍变。故是书之重在于：先以古人之法瀹我性灵，益我神智，再以今人之变洋溢活泼，则医道可传也。

献曝之言，挂一漏万，见笑于大方之家。读完是书，能有三五方惠及患者，则吾意足矣。

目　录

第一部分　剂药（四味药处方）

抵当汤…… 3
土瓜根散…… 3
白术散…… 4
白头翁汤…… 5
大黄硝石汤…… 6
苓桂五味甘草汤…… 6
木防己汤…… 7
己椒苈黄丸…… 8
甘遂半夏汤…… 9
苓桂术甘汤…… 9
甘姜苓术汤…… 10
赤丸…… 11
人参汤…… 12
栝蒌薤白半夏汤…… 13
茯苓桂枝甘草大枣汤…… 14
生姜甘草汤…… 14
《千金》苇茎汤…… 15
甘草附子汤…… 16
防己黄芪汤…… 17
麻黄杏仁薏苡仁甘草汤…… 17
大承气汤…… 18
四妙勇安汤…… 19
平胃散…… 20
活络效灵丹…… 21
四神丸…… 22
四物汤…… 23
四君子汤…… 24
大建中汤…… 24
吴茱萸汤…… 26
导赤散…… 27
黄连解毒汤…… 28
犀角地黄汤…… 29
白虎汤…… 30
葛根黄芩黄连汤…… 31
四逆散…… 32
麻黄杏仁甘草石膏汤…… 33

麻黄汤 …… 34
萆薢分清饮 …… 35
槐花散 …… 35
丁香柿蒂汤 …… 36
四磨汤 …… 37
大补阴丸 …… 38
痛泻要方 …… 39
栀子大黄汤 …… 40

第二部分　组药(三味药处方)

香薷散 …… 43
麻黄附子细辛汤 …… 44
大陷胸汤 …… 45
大黄附子汤 …… 46
三物备急丸 …… 47
十枣汤 …… 48
控涎丹 …… 49
泻白散 …… 50
四逆汤 …… 51
生脉散 …… 52
牡蛎散 …… 53
玉屏风散 …… 54
桃花汤 …… 55
磁朱丸 …… 56
甘麦大枣汤 …… 57
瓜蒌薤白白酒汤 …… 58
干姜人参半夏丸 …… 59
大半夏汤 …… 60
小半夏加茯苓汤 …… 61
下瘀血汤 …… 62
丹参饮 …… 63
茵陈蒿汤 …… 64
小陷胸汤 …… 65
滚痰丸 …… 66
消瘰丸 …… 67
三子养亲汤 …… 68
苦参丸 …… 69
三神丸 …… 69
牵正散 …… 70
增液汤 …… 71
橘枳姜汤 …… 72
桂枝生姜枳实汤 …… 72
厚朴三物汤 …… 73
大黄附子汤 …… 74
厚朴大黄汤 …… 75
麻黄附子汤 …… 76
猪苓散 …… 76
当归贝母苦参丸 …… 77
大黄甘遂汤 …… 78
小承气汤 …… 79
滋肾丸 …… 79
诃子汤 …… 80

秘红丹 ………………………… 81

第三部分　对药(二味药处方)

栀子豉汤 ………………………… 85
九一丹 ………………………… 86
二黄散 ………………………… 86
七三丹 ………………………… 87
六一散 ………………………… 88
颠倒散 ………………………… 89
砒枣散 ………………………… 89
二味消风散 ………………………… 90
二黄汤 ………………………… 91
黛蛤散 ………………………… 92
二母散 ………………………… 92
紫菀散 ………………………… 93
葶苈大枣泻肺汤 ………………………… 94
青娥丸 ………………………… 94
枳术丸 ………………………… 95
白茯苓汤 ………………………… 96
左金丸 ………………………… 97
柿蒂汤 ………………………… 98
倒换散 ………………………… 99
半硫丸 ………………………… 99
香连丸………………………… 100
椒术丸………………………… 101
二神丸………………………… 101
赤石脂禹余粮汤………………………… 102
水陆二仙丹………………………… 103
苍术防风汤………………………… 104
二枳汤………………………… 104
桔梗枳壳汤………………………… 105
香药丸………………………… 106
金铃子散………………………… 107
良附丸………………………… 107
木香槟榔丸………………………… 108
艾附暖宫丸………………………… 109
三棱丸………………………… 109
乳香止痛散………………………… 110
失笑散………………………… 111
佛手散………………………… 112
远志汤………………………… 112
百合知母汤………………………… 113
交泰丸………………………… 114
二至丸………………………… 114
秫米半夏汤………………………… 115
蜈蚣散………………………… 116
白金丸………………………… 116
二仙丸………………………… 117
参附汤………………………… 118
姜附汤………………………… 119
二草丹………………………… 119

葵子茯苓散…………………… 120
二海丸…………………… 121
合欢蒺藜汤…………………… 122
杜仲丸…………………… 122
二活汤…………………… 123
木瓜汤…………………… 124
芍药甘草汤…………………… 124
桑麻丸…………………… 125
二妙散…………………… 126
白术散…………………… 126

第四部分　味　药(一味药处方)

麻黄…………………… 131
桂枝…………………… 132
细辛…………………… 133
防风…………………… 135
独活…………………… 136
柴胡…………………… 137
葛根…………………… 138
升麻…………………… 139
大黄…………………… 140
石膏…………………… 142
天花粉…………………… 144
生地黄…………………… 144
玄参…………………… 146
金银花…………………… 147
连翘…………………… 148
板蓝根…………………… 149
蒲公英…………………… 150
白花蛇舌草…………………… 151
土茯苓…………………… 152
白头翁…………………… 153
黄连…………………… 154
黄芩…………………… 155
龙胆草…………………… 156
苦参…………………… 157
地骨皮…………………… 158
苍术…………………… 159
厚朴…………………… 160
茯苓…………………… 161
泽泻…………………… 162
薏苡仁…………………… 163
金钱草…………………… 164
茵陈…………………… 165
滑石…………………… 166
威灵仙…………………… 167
牛膝…………………… 168
雷公藤…………………… 169
附子…………………… 170
川乌…………………… 172
肉桂…………………… 173
石菖蒲…………………… 174

猪牙皂…………………… 175
钩藤…………………… 176
全蝎…………………… 177
白附子…………………… 178
陈皮…………………… 179
苏子…………………… 180
川芎…………………… 181
赤芍…………………… 182
丹参…………………… 183
益母草…………………… 184
水蛭…………………… 186
桃仁…………………… 187
仙鹤草…………………… 188
半夏…………………… 189
葶苈子…………………… 191
苦杏仁…………………… 192
人参…………………… 193
党参…………………… 194
黄芪…………………… 195
白术…………………… 198
甘草…………………… 199
当归…………………… 202
熟地黄…………………… 203
白芍药…………………… 204
山茱萸…………………… 206
山药…………………… 207

第一部分

剂　药

（四味药处方）

抵当汤

【组成】

水蛭　虻虫　桃仁　大黄

【来源】

《金匮要略》。

【功效与主治】

功效破瘀下血。主治下焦蓄血所致的发狂或如狂，少腹硬满，小便自利，喜忘，大便色黑易解，脉沉结及妇女经闭，少腹硬满拒按者。

【临证应用】

临证化裁用于治疗晚期卵巢癌、阴道肿瘤、前列腺癌、膀胱癌以及睾丸肿瘤，出现少腹胀满疼痛不已，二便不利，阴部肿胀，舌质紫暗等瘀血病证。

土瓜根散

【组成】

土瓜根　白芍　桂枝　䗪虫

【来源】

《金匮要略》。

【功效与主治】

功效调营活血通瘀。主治瘀血而致月经不调,少腹满痛之证。

【临证应用】

月经不调,经水不利,月经逾期不至,有瘀血与血虚之别,因气滞血瘀者,少腹必胀痛,治当行气活血通瘀为主;因血虚者,则腹无胀痛或轻微胀痛,且有血虚之象,治当补气生血;经一月再见者,是为月经先期,或经期紊乱,临床上以血热为多见,土瓜根散加减主之。此外,临证配桂枝茯苓丸治子宫肌瘤,伍三棱煎治妇科肿瘤以及阴茎、阴唇瘀血肿胀疼痛。

白术散

【组成】

白术　川芎　蜀椒　牡蛎

【来源】

《金匮要略》。

【功效与主治】

功效健脾燥湿安胎。主治脾虚寒湿,胎动不安。

【临证应用】

《金匮要略直解》:"白术主安胎为君,川芎主养胎为臣,蜀椒主温胎为佐,牡蛎主固胎为使。瘦而多热者重当归散,肥而多寒者重白术散,不可混施也。"临床上多用于腹、盆腔肿瘤术后属脾虚寒湿者。

白头翁汤

【组成】

白头翁　黄连　黄柏　秦皮

【来源】

《伤寒论》。

【功效与主治】

功效清热解毒,凉血止痢。主治下痢便脓血之证。

【临证应用】

《伤寒论》:"热利下重者,白头翁汤主之",可知本汤有治疗下利脓血,口渴欲饮,里急后重之症的作用。泄泻下利,有无下坠重胀是热痢与寒泻的区别点,有后重者多为热痢,而无后重者多为寒泄。另外此方加赤芍并重用,治疗细菌性痢疾疗效可靠。

(1)加青蒿、白薇治疗中毒性痢疾,伴惊厥抽风者加琥珀抱龙丸,伴神昏者加苏合香丸。

(2)加地榆,重用此方治疗急性痢疾疗效确切。

(3)加苦参治疗阿米巴痢疾疗效可靠。

(4)加半枝莲、红花治肿瘤腹痛便血有效。兼表证者加荆芥、葛根;腹痛者加芍药、甘草;里急后重者加木香、槟榔;赤痢明显者加丹皮、地榆;食滞者加枳实、焦楂;噤口痢者加菖蒲、莲子、太子参;壮热口渴者合用犀角地黄汤。

大黄硝石汤

【组成】

大黄　黄柏　硝石　栀子

【来源】

《金匮要略》。

【功效与主治】

功效清热通便，利湿除黄。主治黄疸热盛里实之证。

【临证应用】

（1）《金匮要略》原文："黄疸腹满，小便不利而黄，自汗出，此为表虚里实，当下之，宜大黄硝石汤。"临证先辨阴黄、阳黄，阴黄茵陈术附汤主之，阳黄湿重于热者（苔白、倦怠、恶心、呕吐）茵陈五苓散主之；阳黄热重于湿者（苔燥、尿赤、口渴、心烦）茵陈蒿汤合栀子大黄汤；阳黄湿热两盛者（苔腻、腹满、烦躁、尿短赤）主张茵陈蒿汤与大黄硝石汤合用。

（2）临证常用于肝癌、胰腺癌、胆囊癌合并黄疸者。

苓桂五味甘草汤

【组成】

茯苓　桂枝　五味子　甘草

【来源】

《金匮要略》。

【功效与主治】

功效平冲降逆。主治服小青龙汤后冲气喘满之证。

【临证应用】

此方为服小青龙汤后出现变证的头眩面醉,四肢麻木;若减桂枝加干姜、细辛为苓甘五味姜辛汤,兼治咳嗽胸满,为小青龙汤变证的第二个处方;若本方加半夏为苓甘五味姜辛半夏汤,治疗眩晕呕吐,为小青龙汤变证的第三个处方;若形体肿胀,加杏仁宣肺清肺为小青龙汤变证的第四个处方;若面热如醉,加大黄苦寒泄热,为小青龙汤变证的第五个处方(五步)。

木防己汤

【组成】

防己　石膏　桂枝　人参

【来源】

《金匮要略》。

【功效与主治】

功效攻补兼施,宣散膈饮。主治膈间支饮(其人喘满,心下痞坚,面色黧黑,其脉沉紧)。

【临证应用】

《金匮要略》原文:“虚者即愈,实者三日复发,复与不愈者,宜木防己汤去石膏加茯苓芒硝汤主之。”服药后若仍痞坚结实,为水停气阻,病情反复,再用此方,药不胜病。在原方中去石膏之辛凉,加茯苓以导水下行,芒硝软坚破结,而为攻补兼施又一法。

曾治一纵隔肿瘤,患者吸烟嗜酒,形体肥胖,胸膈痞痛,咳喘涎沫,遂用木防己汤加猪苓、茯苓、菖蒲,三剂喘平,六剂寐安,九剂便调而食增。

己椒苈黄丸

【组成】

防己　椒目　葶苈子　大黄

【来源】

《金匮要略》。

【功效与主治】

功效分消水饮,导邪下行。主治痰饮腹满,水走肠间。

【临证应用】

(1)凡饮邪内聚、壅滞不通之实证,如肺心病、心包炎、胸膜炎、哮喘等属于这一病机者,都有一定疗效。

(2)《金匮要略集解》:“防己、椒目导饮于前,清者从二便而出,大黄、葶苈推饮于后,浊者得从大便而下也。此前后分消,则腹满减而水饮行;脾气转而津生矣。若渴、甚于口舌干燥,加芒硝佐诸药,以下腹满而救脾土。”

(3)临证合甘遂半夏汤加半边莲,重用猪苓治疗消化道肿瘤引起的腹水疗效显著。

甘遂半夏湯

【组成】

甘遂　半夏　芍药　炙甘草

【来源】

《金匮要略》。

【功效与主治】

功效攻破留饮。主治水饮停留之证。

【临证应用】

《类聚方广义》:“此方之妙,在于蜜,故若不用蜜,则不特不效,且瞑眩生变,宜遵守古法。”“上四味,以水二升,煮取半升,去滓,以蜜半升,和药汁煎取八合,顿服之。”临证常用于肺癌胸水治疗,特别是胸腔积液抽去后,强调顿服此方,对抑制胸水再生有效。

苓桂术甘湯

【组成】

茯苓　桂枝　白术　甘草

【来源】

《金匮要略》。

【功效与主治】

功效温阳蠲饮，健脾利水。主治心下痰饮。

【临证应用】

(1)《金匮要略心典》："痰饮，阴邪也，为有形，以形碍虚则满，以阴冒阳则眩。苓桂术甘温中去湿，治痰饮之良剂，是即所谓温药也。"又说："病痰饮者，当以温药和之。"饮停在上，宜从肺治，以青龙汤温散；饮停在下，宜从肾治，用肾气丸以温化；饮停在中，其背寒冷，当从脾治，宜用温阳化饮之苓桂术甘汤。

(2)本方为临床治疗中阳不足痰饮病之代表方。临床应用以胸胁支满，目眩心悸，舌苔白滑为辨证要点。咳嗽痰多者，加半夏、陈皮以燥湿化痰；心下痞或腹中有水声者，加枳实、生姜可消痰散水。本方适用于慢性支气管炎、支气管哮喘、心源性水肿、慢性肾小球肾炎水肿、梅尼埃病、神经官能症等属水饮停于中焦者。若饮邪化热，咳痰黏稠者，非本方所宜。本方药性偏温，对中医辨证属阴虚、津液不足者，用之宜慎。

甘姜苓术汤

【组成】

甘草　白术　干姜　茯苓

【来源】

《金匮要略》。

【功效与主治】

功效温中散寒,健脾除湿。主治肾着病。

【临证应用】

《金匮要略心典》:"肾受冷湿着而不去则为肾着"。其证为腰部冷痛沉重,身劳汗出衣里湿冷。

临证用于治疗慢性肠胃炎、肠功能紊乱之腹泻黏滞不爽,男女遗尿、腰痛、带下清稀辨证属于脾肾阳虚而有寒湿者,用之有效。

赤丸

【组成】

茯苓　半夏　乌头　细辛(《千金》用人参)

【来源】

《金匮要略》。

【功效与主治】

功效散寒止痛,化饮降逆。主治腹痛呕吐,四肢厥逆。

【临证应用】

《金匮要略直解》:"寒气厥逆,寒气在内,手足厥冷也"。临证合甘遂半夏汤加商陆、赤芍治疗消化道肿瘤腹痛腹水,四肢发凉,乏力消瘦有效。

人参湯

【组成】

人参　甘草　干姜　白术(亦名理中汤)

【来源】

《金匮要略》。

【功效与主治】

功效温中祛寒,补气健脾。主治脾胃虚寒证。

【临证应用】

(1)《医宗金鉴》:“心中即心下也。胸痹病,心中痞气,闷而不通者,虚也……虚者用人参汤主之,即理中汤,是以温中补气为主也。”由此可知,痛用补法,塞因塞用之义也。

临证凡除倦怠少气,语言低微,四肢不温,脉象细弱外,伴有长期胸臂疼痛不适者,加附片、郁金疗效佳。

(2)临床加减应用:自利腹痛者,加木香。蜷卧沉重,利不止:加附子。呕吐:去白术,加半夏、姜汁。脐下动气:去白术,加桂枝。阴黄:加茵陈。寒结胸:加枳实。不痛利多者:倍白术。渴者:倍白术。腹满:去甘草。现用于急、慢性胃炎,胃窦炎、溃疡病、胃下垂、胃癌、慢性肝炎、肝癌等属脾胃虚寒者。

栝蒌薤白半夏汤

【组成】

全瓜蒌　薤白　半夏　米酒

【来源】

《金匮要略》。

【功效与主治】

功效通阳散结,豁痰理气。主治胸痹心痛证。

【临证应用】

(1)《金匮要略心典》:"胸痹不得卧,是肺气上而不下也;心痛彻背,是心气塞而不和也,其痹为尤甚矣。所以然者,有痰饮以为之援也,故于胸痹药中加半夏以逐痰饮。"

(2)栝蒌薤白半夏汤合失笑散加郁金、丹参治疗冠心病心绞痛属于痰浊阻塞者疗效肯定;治疗因受寒而胸背疼痛、咳嗽气短、痰多清稀者亦有效;加浙贝母、芥子、乳香、没药治疗乳腺增生;加紫菀、款冬花等治疗老年咳喘;加杏仁、石菖蒲、射干、紫菀等治疗慢性支气管炎;加枳壳、大腹皮、葛根、丹参等治疗慢性胆囊炎等,均取得了良好的效果。临床上用于治疗痰盛瘀阻的肺癌患者常获奇效。

茯苓桂枝甘草大枣汤

【组成】

茯苓　桂枝　甘草　大枣

【来源】

《金匮要略》。

【功效与主治】

功效平冲降逆。主治水饮欲作奔豚证。

【临证应用】

《医宗金鉴》:“发汗后,心下悸,心阳虚,本经自病也;脐下悸者,肾邪乘虚上干心病也。奔豚者,脐下气动而上冲也;欲作奔豚者,有似奔豚之状而将未作也。茯苓桂枝甘草大枣汤所以补火土而伐水邪也。”临证合甘麦大枣汤加白芍、生地治疗更年期综合征,时感热气上涌冲头者。

生姜甘草汤

【组成】

生姜　甘草　人参　大枣

【来源】

《千金要方》。

【功效与主治】

功效温复肺气,培土生金。主治肺痿之证。

【临证应用】

肺痿有虚热与虚寒两种,虚热者津亏液耗,阴虚内热所致,以咳吐浊唾、咽喉不爽、脉虚数为主,治宜清养肺胃,方用麦门冬汤。虚寒者则因上焦阳虚、肺中虚寒所致,以咳吐涎沫,头眩小便数为主,治宜温复肺气,方用生姜甘草汤、甘草干姜汤、甘草汤(肺痿轻证)、桂枝去白芍加皂荚汤(肺痿喘证)及补气炙甘草汤(肺痿泛泛欲吐证)。

《千金》苇茎汤

【组成】

苇茎　薏苡仁　桃仁　冬瓜仁

【来源】

《千金要方》。

【功效与主治】

功效清肺化痰,活血排脓。主治肺痈。

【临证应用】

《金匮要略心典》:"此方具下热散结通瘀之力。而重不伤峻,缓不伤懈。可以补桔梗汤、桔梗白散二方之偏,亦良法也。"本方治疗肺痈疗效确切,不论肺痈将成或已成,均可服用。肺痈未成,宜合五味消毒饮，清热解毒，促其消散；若肺痈已成，可重用桔梗、甘草，加贝母以增强化痰排脓之效。临床上用于放射性肺炎合并肺部感染。

甘草附子湯

【组成】

炙甘草　白术　附片　桂枝

【来源】

《金匮要略》。

【功效与主治】

功效助阳行湿。主治风湿，表里阳气皆虚之证。

【临证应用】

桂枝附子汤、白术附子汤、甘草附子汤，皆用附子温阳，同治阳虚风湿相搏，但主证不同，故用量、配伍各有区别。附子汤证重用附子三枚，并伍桂枝，意在温经通阳以祛风；白术附子汤附子减半而伍白术，意在温经通阳以祛湿，两方均为风湿而兼表阳虚证之治；甘草附子汤，用附子二枚，意在风湿属表里阳气皆虚的证治，散风祛湿，内外分解。

防己黄芪汤

【组成】

防己　黄芪　甘草　白术

【来源】

《金匮要略》。

【功效与主治】

功效固表泄湿,健脾和里。主治风湿表虚证。

【临证应用】

《金匮要略心典》:"服后如虫行皮中,及从腰下如冰,皆湿下行之征也。然非芪、术、甘草,焉能使卫阳复振,而驱湿下行哉。"临证加味用治:

(1)急性肾炎及肾癌、膀胱癌。若肾虚者加巴戟天、鹿角霜;血虚者加熟地、当归;血瘀者加丹参、泽兰;尿中出现红细胞者加白茅根、小蓟;血压或胆固醇偏高者加银花、益母草、草决明、夏枯草。

(2)本方合平胃散加焦楂、荷叶、猪苓治疗痰湿型肥胖症有良效。

麻黄杏仁薏苡仁甘草汤

【组成】

麻黄　炙甘草　薏苡仁　杏仁

【来源】

《金匮要略》。

【功效与主治】

功效轻清宣化，解表祛湿。主治风湿在表。

【临证应用】

湿家(素有湿病的人)与风湿均有一身尽痛，然湿家身痛则身体沉重不易翻转，风湿身痛则身体活动不灵；湿家发热，早晚轻重难分，风湿之热日晡必剧；湿家脉沉细，风湿脉浮涩；湿家用麻黄加术汤，发汗解表除湿，风湿则应用麻杏薏甘汤、防己黄芪汤、桂枝附子汤、白术汤、甘草附子汤。

大承气湯

【组成】

大黄　枳实　厚朴　芒硝(大黄后下，芒硝溶服)

【来源】

《伤寒论》。

【功效与主治】

功效峻下热结，急下存阴。主治阳明腑实证，热结旁流；里热实证之热厥、痉病或发狂等。

【临证应用】

(1)前人把本方主证归纳为"痞、满、燥、实"四个字,现代临床上以治疗高热、谵语、便秘为重点,广泛用于急腹症等病证。

(2)临证加焦楂、决明子用来治疗皮质醇增生症(包括皮脂腺增生),症见满月脸、向心性肥胖、月经量减少或闭经、饥饿多食、烦躁心悸、典型紫红纹、便秘腹满、苔黄、脉沉数有力,疗效确切。

(3)临床上用于消化系统各种肿瘤合并单纯性肠梗阻常获良好的疗效。

四妙勇安汤

【组成】

金银花　玄参　当归　甘草

【来源】

《验方新编》。

【功效与主治】

功效清热解毒,活血止痛。主治脱疽,症见患肢红肿灼热,溃烂腐臭,疼痛剧烈,或发热口渴,舌红脉数,热毒炽盛之证。

【临证应用】

(1)本方所治脱疽,部位为四肢之端,尤以下肢多见。目前临床常用于治疗热毒型血栓闭塞性脉管炎,肿瘤或其他原因引起的血管栓塞病变。

(2)服用本方须知足量(银花、玄参各 90 克,当归 30 克,甘草

15克）、足时（水煎连服10余剂以上），且药味不可少，减则无效。且忌抓擦。

（3）本方与四妙散合用治疗下肢溃疡有良效。用于治疗坐骨神经痛，湿热偏重者，加黄柏、地龙；寒湿偏重者，加附子、细辛；气虚者，加党参、黄芪；兼血瘀者，加桃仁、红花、土鳖；腰痛者加杜仲、寄生；筋脉拘挛者及肌肉萎缩者，加白芍、玉竹、伸筋草；剧痛者倍用玄参、当归、银花。

（4）本方与五味消毒饮、龙胆泻肝汤合用治疗急性乳腺炎，乳腺癌合并局部溃疡、带状疱疹疗效确切。

平胃散

【组成】

苍术　厚朴　陈皮　甘草

【来源】

《太平惠民和剂局方》。

【功效与主治】

功效燥湿运脾，行气和胃。主治脘部胀满，不思饮食，口淡无味，恶心呕吐，嗳气吞酸，肢体沉重，怠惰嗜卧，常多自利，舌苔白腻，脉缓无力。

【临证应用】

（1）临证加佩兰、草果治疗口甜口黏；加菖蒲、远志、生枣仁治疗嗜睡；加硼砂、土茯苓、鸡内金治疗口腔腺癌和舌癌。

（2）临床应用于宿食不化，嗳腐吞酸，不思饮食，加麦芽、炒神曲;大便秘结,加大黄、芒硝;脾虚食滞,大便不实,加人参,茯苓;食积化热,腹痛泄泻者,加黄连、木香;感冒四时不正之气,头痛发热,呕吐泄泻,加藿香、半夏。

(3)本方合二陈汤治疗脾胃不和,湿痰停阻,胸膈痞闷,不思饮食者;本方合五苓散治疗饮食停积,脾胃不和,浮肿泄泻者。

(4)本方合小柴胡汤治湿疟、脉濡,一身尽痛,手足沉,寒多热少者均获良效。

活络效灵丹

【组成】

当归　丹参　乳香　没药

【来源】

《医学衷中参西录》。

【功效与主治】

功效活血祛瘀,通络止痛。主治心腹疼痛、四肢疼痛、跌打瘀肿,内外疮疡以及癥瘕积聚等。

【临证应用】

(1)用于治疗风湿性关节炎,行痹者加羌活、独活;痛痹者加赤芍、川乌;着痹者加薏苡仁、苍术;热痹者加银花、连翘;上肢痛者加桑枝、秦艽;下肢痛者加牛膝、木瓜;四肢麻木者加桂枝、灵仙;腰痛者加杜仲、桑寄生;气虚者加党参、黄芪;血虚者加当归、首乌。

(2)本方可广泛用于各种瘀血阻滞之痛症,尤适合跌打损伤,症见伤处疼痛,伤筋动骨或麻木酸胀,或内伤血瘀,心腹疼痛,肢臂疼痛等证。

(3)本方与四妙勇安汤合用治疗血栓闭塞性脉管炎有良效。

(4)本方与阳和汤合用治疗骨髓炎和骨肿瘤效佳。

四神丸

【组成】

肉豆蔻　补骨脂　五味子　吴茱萸

【来源】

《证治准绳》。

【功效与主治】

功效温肾暖脾止泻。主治脾肾虚寒之证。

【临证应用】

临证用以治疗:

(1)特异性肠炎,左下腹持续性腹痛,阵发性加重。

(2)慢性腹泻。

(3)晨起发作性哮喘。

(4)肠道易激综合征(腹泻、便秘交替出现)合用痛泻要方;腹痛甚者,合用芍药甘草汤。

(5)临床亦用于放射性肠炎属于脾肾虚寒的久泻、五更泄泻、腹痛不思饮食、食不消化、腰酸肢冷等。

四物湯

【组成】

熟地黄　白芍　川芎　当归(各等份)

【来源】

《太平惠民和剂局方》。

【功效与主治】

功效补血调血,行经止痛。主治血虚月经不调及胎前产后等病证。

【临证应用】

(1)治疗荨麻疹获效满意。

(2)本方加丹参、鸡血藤用于肿瘤化疗期间白细胞及血小板减少者。

(3)本方加炙甘草、木瓜、酸枣仁(补肝汤)用于肝阴血不足的头痛,眩晕,耳鸣,畏光,视物昏花,急躁易怒,颜面潮红,舌红而干者。

(4)本方加黄连、胡黄连(四物二连汤)治疗五心烦热,昼则明了,夜则发热。

(5)临证常用本方合当归芍药散,桂枝茯苓丸治疗妇科肿瘤。

四君子汤

【组成】

人参　炙甘草　茯苓　白术

【来源】

《太平惠民和剂局方》。

【功效与主治】

功效补中益气，健脾养胃。主治脾胃气虚证。

【临证应用】

(1)加山药治疗气虚低热

(2)加陈皮、半夏(六君子汤)治疗气虚夹痰呃逆。

(3)本方去炙甘草，加巴戟、薏苡仁(健固汤)治疗脾肾阳虚的水湿不化，症见面目四肢浮肿、泄泻、纳少、腹胀或腰膝酸软乏力，舌苔白滑，脉沉弱。

(4)本方还用于消化性溃疡病、慢性胃炎、慢性肝炎等。

(5)还用于胃癌、食管癌、乳腺癌、肺癌等肿瘤的辅助治疗。

大建中汤

【组成】

花椒　干姜　人参　饴糖

【来源】

《金匮要略》。

【功效与主治】

功效温中降逆止呕。主治中阳衰弱,阴寒内盛证。

【临证应用】

(1)黄伯雄:“非人参不能大补心脾,非姜椒不能大补寒气,故名曰大建中汤。又有饴糖之力缓,以杀姜椒之辛燥,非圣于医者,不辨有此”(《医方论》)。本条证候如条文所述者,应当兼有手足逆冷、脉象沉伏等证候。

(2)本方以建中温阳立法,具有较强的温中补虚,降逆止痛作用。临床常用于治疗虚寒性腹痛,呕吐及虚寒虫结,疝瘕等。

(3)若腹胀满加厚朴、砂仁;寒甚或头痛目眩者加吴茱萸,寒者加附片;呕吐者加半夏、生姜;脾虚者加白术、云苓;血虚者加当归、黄芪;口干者加白芍;手足麻痹者加桂枝、通草。

(4)肠疝痛、肠管狭窄、腹膜炎、胰腺炎、胃下垂等辨证属中阳虚衰、阴寒内盛者,可参酌使用。

(5)附子粳米汤证与大建中汤证同属脾胃虚寒,但前者偏于水湿内停,故重用半夏以化水湿;后者偏于寒甚,故重用干姜以温中散寒,由此可以理解,两者虽同有腹痛,但前者主证在于腹中雷鸣;后者则攻冲之势较甚。从药物性能来看,治虚寒性腹痛,附子不如干姜;虚寒性呕吐,半夏不如蜀椒;温养脾胃甘草、粳米、大枣不如人参、饴糖。

(6)本方应与乌头桂枝汤、乌头赤石脂丸相鉴别。

吴茱萸汤

【组成】

吴茱萸　人参　生姜　大枣

【来源】

《伤寒论》。

【功效与主治】

功效温肝暖胃、降逆止呕。主治胃中虚寒(阳明胃寒),食谷欲呕,或胃脘作痛,吞酸嘈杂;少阴吐利,手足厥冷,烦躁欲死;厥阴头痛,干呕吐涎沫。

【临证应用】

(1)慢性胃炎、胃痛或呕吐属肝胃虚寒,而呕吐较重者,本方多加半夏、砂仁以增强降逆止呕之功;吞酸频者加乌贼骨、煅瓦楞子收敛以止酸。

(2)梅尼埃病属肝胃虚寒者治疗有良效。

(3)用治心性头痛、偏头痛以及脑肿瘤引起头痛,痛连脑目者加川芎、全虫、僵虫、土茯苓常获效。

(4)用治心阳虚衰出现的心悸不宁、咳吐涎沫,面目及下肢浮肿。

(5)生姜辛温为治呕圣药,吴茱萸辛苦为治吐良药,二者合用,胃中虚寒呕吐最宜。

导赤散

【组成】

生地黄　木通　甘草　竹叶

【来源】

《小儿药证直诀》。

【功效与主治】

功效清心养阴、利尿通淋。主治心经热盛之证（症见口渴面赤、心胸烦热、口舌生疮；或心热移于小肠，小便赤涩、溲时刺痛、舌红脉数等）。

【临证应用】

（1）本方原治心经有热证，凡口糜舌疮，心胸烦热，或白睛赤色，或茎中作痛皆可用本方。

（2）血淋涩痛可酌加旱莲草、小蓟、琥珀末、瞿麦等清热凉血，去瘀通淋。

（3）急性泌尿系感染，小便数急刺痛，另加白茅根、海金沙、小蓟以通淋清热。

（4）有人用此方治疗日午发搐、心神惊悸、双目上泛、牙关紧闭、手足动摇的心旺肝虚之证。

（5）本方与小蓟饮子均有清热凉血利尿作用，用治小便短赤，溲时刺痛。但本方作用较弱，无止血作用，长于治疗口糜舌疮；小蓟饮子作用较强，长于清瘀热而止血止痛，用治尿血、血淋、茎中作痛等症。

(6)泻心导赤散,治疗急性口疮、疮疡性口炎、溃疡、口龈炎、鹅口疮、舌肿胀等各获满意效果。

(7)临床常用导赤散合消瘰丸加桔梗、甘草、土茯苓、硼砂治疗口腔癌溃烂有明显效果。

黄连解毒汤

【组成】

黄连　黄芩　黄柏　栀子

【来源】

《外台秘要》。

【功效与主治】

功效泻火解毒。主治三焦热盛,症见大热烦躁,错语不眠,口干咽燥,或吐衄发斑,或痛肿疔毒,舌红苔黄,脉数有力。

【临证应用】

(1)吴昆:"阳毒上窍出血者,此方主之……"

(2)本方临床上多用于败血症、脓毒血症、痢疾、中毒性菌痢、肺炎、肝炎、泌尿系感染、"流脑"、"乙脑"及疔疮等属于火毒炽盛者,多与凉血的犀角地黄汤、解毒的五味消毒饮化裁使用,疗效更佳。

(3)本方证与大承气汤证均可有烦躁、错语等热盛神昏表现,应注意鉴别。大承气汤证潮热腹满而便秘,本方证热势虽亢而无便秘。正如《外台秘要》所云:“胃中有燥毒,令人错语,正热盛亦令人错语。若便秘而错语者,宜服承气汤;通利而错语者,宜服下四味黄连除热汤”(即黄连解毒汤)。

犀角地黄汤

【组成】

犀角　生地　白芍　丹皮

【来源】

《备急千金要方》。

【功效与主治】

功效清热解毒,凉血散瘀。主治热入血分之证(热甚动血,出现吐血、衄血、尿血、便血及蓄血发斑、神昏谵语、自言胸烦、欲饮水而不欲咽等)。

【临证应用】

(1)对各种出血用本方加沉香均可收到满意效果。临证化裁,若郁怒而挟肝火者加柴胡、黄芩以清肝火;若心火炽盛加黄连、栀子以清心泻火;若热甚神昏者合至宝丹以清热开窍;若吐血者加侧柏叶、花蕊石以清胃止血;若衄血者加黄芩、桑白皮清肺止血;若便血者加槐花、地榆清肠止血;若尿血者加白茅根、小蓟利尿止血;若发狂者加青黛、紫草凉血解毒;若血热妄行与气不摄血并存者多加人参、黄芪益气摄血。

(2)用于眼科疾患,如前房积脓、前房积血、虹膜睫状体炎、青光眼等均有较好疗效。

(3)用治急性肝萎缩、肝昏迷、弥漫性血管内凝血、尿毒症、紫癜病、急性白血病、流脑、再生障碍性贫血、溃疡出血、败血症、疔疮走黄等出现高热、出血者。

(4)原书加减法："喜忘如狂者，加大黄二两、黄芩三两。"

(5)临证常合四逆散治疗原发性肝癌。

(6)临证用于各种急性大出血者加大黄炭，多可收到良效。

白虎汤

【组成】

石膏　知母　甘草　粳米

【来源】

《伤寒论》。

【功效与主治】

功效清热生津。主治阳明经证，气分热病。

【临证应用】

(1)临床使用本方应以大热、大汗、大烦渴、脉洪大为主要依据。大热是关键，大热一除诸症自消。千年效方，疗效肯定。《伤寒论》以本方为治疗阳明经热证的主方，温病学以本方为治疗气分热证的良剂。

(2)本方是一首强有力的清热剂，凡热病具有气分热者，如肺炎、肺脓肿、流脑、流感、流行性出血热、牙龈炎、牙脓肿等，产后发热、风湿性关节炎者均可使用，目前一般用于感染性疾病的中期、极期和化脓期。

(3)本方加羚羊角、犀角名“羚犀白虎汤”，主治气血两燔、高热抽搐、神昏谵语；本方加柴胡名“柴胡白虎汤”，主治往来寒热、热多寒少之症；本方合黄连解毒汤不但清热解毒，且能除烦止渴，治温毒发狂、烦热错语不得眠者；本方加大黄、芒硝名“白虎承气汤”，治高热烦渴、神昏谵语、大便秘结、小便赤涩；本方加半夏、竹茹，去甘草、粳米名“镇逆白虎汤”，治白虎汤证兼见胃气上逆、心下痞闷者，体现了清热降逆的法则；本方加元参、犀角为“化斑汤”，主治温病神昏谵语、发斑等症，体现了清热凉血、滋阴解毒功效；本方加人参为“白虎加人参汤”，具有清热益气生津之效，治白虎汤证兼见烦渴不止，汗多无力，气阴两伤之证；本方加桂枝为“白虎加桂枝汤”，具有清热生津，解肌发表之效，主治壮热汗出，骨节疼烦，时呕；本方加苍术为“苍术白虎汤”，具有清热祛湿之功效，主治关节肿痛，头重如裹，壮热口渴，胸痞，苔白腻，属湿困热甚者。

(4)吴鞠通提出白虎汤有四禁：“脉浮弦而细者不可与也；脉沉者不可与也；不渴者不可与也；汗不出者不可与也”。

葛根黄芩黄连湯

【组成】

葛根　黄芩　炙甘草　黄连

【来源】

《伤寒论》。

【功效与主治】

功效清里解表。主治表证未解，热邪入里证。症见头痛发热、口干作渴、汗出而喘、身热下利、苔黄脉数。

【临证应用】

(1)本方为治身热下利之代表方,虽清热解表,但以清里热为主,故对热痢、热泻,不论有无表证,皆可用之。若兼呕者,加半夏以降逆止呕;夹食滞者,加焦三仙以消食;腹痛者,加木香、白芍以行气缓急止痛。

(2)急性肠炎、细菌性痢疾、阿米巴痢疾等均可辨证使用。

(3)本方还可用于治疗因放疗引起的放射性肠炎患者。

四逆散

【组成】

炙甘草　枳实　柴胡　白芍

【来源】

《伤寒论》。

【功效与主治】

功效疏肝理脾、透郁解热。主治四肢发凉或咳、悸、泻痢、或腹中痛、小便不利。

【临证应用】

(1)肝病胁痛,痛甚咳逆最宜四逆散主治。

(2)急慢性肝胆脾胃病症均适宜加减化裁,如胃痛吐酸者加左金丸止痛制酸;肝病黄疸者加茵陈蒿汤利胆退黄。

(3)本方与平胃散合用治疗慢性泄泻、腹胀疗效满意。

(4)本方加香附、仙鹤草治疗低血压而伴全身疲倦者效佳。

(5)原方化裁:咳者加五味子、干姜等敛肺止咳;悸者加桂枝温阳利水;小便不利者加茯苓利水通便;腹中痛者加附子辛温散寒;泄利下重者加薤白温中行气。

(6)本方还可用于治疗胰腺炎、急性阑尾炎、肋间神经痛等属于肝郁脾滞者。

麻黄杏仁甘草石膏汤

【组成】

麻黄　杏仁　甘草　石膏

【来源】

《伤寒论》。

【功效与主治】

功效辛凉宣泄,清肺平喘。主治外感风热、身热不解、咳逆气急、口渴苔黄、脉浮滑数。

【临证应用】

(1)"麻黄发汗,故用于太阳表实,石膏清热,故用于阳明经证。今汗出而用麻黄,外无大热而用石膏,似乎令人费解。要知,欲求麻黄发汗,必合桂枝,如不合桂枝,宣肺止咳是其长;用石膏欲清阳明大热,必合知母,不合知母合麻黄者,清肺热而发郁阳;麻黄和杏仁宣肺气而治咳喘,甘草以和诸药,所以本方的作用,在于宣畅肺气、清泄肺热,里热清,肺气畅,则诸证自平。"(《伤寒论译释》)

(2)急性气管炎、肺炎属于肺热炽盛者多用本方治疗。

(3)原方化裁:肺热甚,壮热汗出者,宜加重石膏用量,并酌加桑白皮、黄芩、知母;表邪偏重,无汗而恶寒,石膏用量宜减轻,酌加薄荷、苏叶、桑叶等以助解表宣肺之力;痰多气急,可加葶苈子、枇杷叶以降气化痰;痰黄稠而胸闷者,宜加瓜蒌、贝母、黄芩、桔梗以清热化痰,宽胸利膈。

麻黄湯

【组成】

麻黄　桂枝　杏仁　甘草

【来源】

《伤寒论》。

【功效与主治】

功效发汗散寒,宣肺平喘。主治外感风寒表实证,症见畏寒发热、头痛身疼、无汗而喘、舌苔薄白、脉浮紧。

【临证应用】

麻黄汤用于感冒、流行性感冒及气管炎、支气管哮喘属于风寒表实者疗效肯定,但只宜短期应用。

萆薢分清饮

【组成】

益智仁　川萆薢　石菖蒲　乌药

【来源】

《丹溪心法》。

【功效与主治】

功效温肾利湿，化浊分清。主治膏淋、白浊，症见小便频数、混浊不清、白如米泔、稠如膏糊。

【临证应用】

(1)“白浊者，由劳伤肾，肾虚故也”(《诸病源候论》)。

(2)本方为治疗肾阳虚弱湿浊内蕴，小便白浊、尿频短数的有效方剂(食前服用，服用时入盐一捻，疗效更佳)。

(3)本方去乌药，合知柏地黄丸治急慢性前列腺炎属于肾阳虚者，效果良好。若肾阳不足者，则宜与肾气丸合用。

槐花散

【组成】

槐花　柏叶　荆芥穗　枳壳

【来源】

《普济本事方》。

【功效与主治】

功效清肠止血,疏风行气。主治肠风下血。

【临证应用】

(1)"肠风脏毒下血,此方主之。槐花、侧柏能凉大肠之血;荆芥、枳壳能疗大肠之风,风热相搏者治之良"(《医方考》)。

(2)合槐角丸(槐角、地榆、当归、防风、黄芩、枳壳)治疗内痔、外痔、脱肛、混合痔、痔瘘有效。

(3)本方合薏苡附子败酱散加地榆、红花治结肠、直肠肿瘤取得了较好疗效。

丁香柿蒂汤

【组成】

丁香　柿蒂　人参　生姜

【来源】

《证因脉治》。

【功效与主治】

功效益气温中,降逆止呃。主治胃寒呃逆。

【临证应用】

(1)本方为治胃气虚寒、气逆不降的常用方,以呃逆、舌淡苔白、脉沉为辨证要点。

(2)本方合二陈汤加良姜治吐利及病后胃中虚寒呃逆(《世医得效方》)。

(3)腹部术后膈肌痉挛或神经性呃逆属于胃气虚寒,失于和降者加陈皮、竹茹效果更佳。

(4)本方与二陈汤、藿香正气散、吴茱萸汤、半夏陈皮竹茹汤、旋覆代赭石汤证都有恶心、呕吐,临证时应注意鉴别使用。

四磨汤

【组成】

人参　槟榔　沉香　乌药

【来源】

《济生方》。

【功效与主治】

功效顺气降逆,宽中补虚。主治七情感伤,体虚气逆,上气喘急,胸膈不快,腹胀不适,食欲不振。

【临证应用】

(1)本方四味均用微粉各 5 克,滚开水浸泡 15 ~ 20 分钟,取上清液温服,方便而有效。

(2)腹胀,嗳气频作,便秘,腹中胀者用六磨汤(沉香、木香、乌药、枳壳、大黄、槟榔)。

(3)暴怒猝死,名曰气厥,症见突然昏倒、不省人事、口噤拳握、呼吸气粗,或四肢厥冷等,先用针刺,后服五磨饮子(槟榔、沉香、木香、台乌、枳实)有立竿见影之效。

大补阴丸

【组成】

黄柏　知母　熟地　龟板

【来源】

《丹溪心法》。

【功效与主治】

功效滋阴降火。主治肝肾阴虚,虚火上炎之证。

【临证应用】

(1)《医方集解》认为本方"足少阴药也。四者皆滋阴补肾之药,补水即所以降火,所谓壮水之主以制阳光。加脊髓者,取其能通肾命,以骨入骨,以髓补髓也。"

(2)本方治疗虚劳证,以骨蒸潮热、盗汗、咯血、吐血或虚烦易饥、足膝热疼、舌红少苔、脉数有力为辨证要点。

(3)甲状腺功能亢进、肾结核、骨结核、糖尿病阴虚火旺者,多用本方化裁治疗。

(4)本方与六味地黄丸比较,六味地黄丸为平补之剂,而本方重在滋阴降火止血。

(5)黄柏一味在《丹溪心法》中为大补阴丸,供参考。

(6)本方与二至丸合用治疗肝癌、肾癌兼肝肾阴虚者。

痛泻要方

【组成】

白术 白芍 陈皮 防风

【来源】

《景岳全书》。

【功效与主治】

功效疏肝补脾。主治肝郁脾虚证,症见肠鸣腹泻,泻下腹痛,苔薄白,脉弦而缓。

【临证应用】

(1)本方为肝脾不和泄泻腹痛的常用方,《医方考》:"泻责之脾,痛责之肝,肝责之实,脾责之虚,脾虚肝实,故令痛泻"。泻必腹痛,得泻则减,为其辨证要点。

(2)原方用法:"久泻者加炒升麻六钱,升清阳以止泻。"

(3)防风为理脾引经药,正如李东垣所说:"若补脾胃非此引用不行"。临证若大便稀溏加车前子、干姜;稀水样加苍术、晚蚕沙;脓血样加白头翁、黄芩;里急后重加槟榔、木香;腹痛者倍白芍加青皮;发热者加黄连、黄芩。

(4)以本方化裁治疗慢性肠胃炎:脘腹胀满者加焦楂、厚朴;发热者加柴胡、黄芩;口渴者加乌梅、石斛;泄泻滑脱不禁者加固肠丸(吴茱萸、米壳);小便不利者加茯苓、木通;久泻不止者加升麻、诃子;泄泻食少者加扁豆、山药;呕吐者加代赭石、旋覆花;四肢偏冷、脉沉迟者加附片、草蔻。

栀子大黄湯

【组成】

栀子　大黄　枳实　豆豉

【来源】

《金匮要略》。

【功效与主治】

功效清泄实热。主治酒疸。

【临证应用】

(1)酒疸患者,心中懊侬,是其必具的症状;热痛即心中懊侬进一步加重的结果,是里(胃)热太重所致,故用栀子大黄汤清泄实热。

(2)本方与茵陈蒿汤作用相类似,但同中有异。茵陈蒿汤用大黄二两;栀子大黄汤用大黄一两,而且又有枳实、豆豉,可知栀子大黄汤利湿通便的作用不如茵陈蒿汤,但和胃除烦的作用则优于茵陈蒿汤。

(3)在证候方面,茵陈蒿汤以腹满较为显著,病的重点在腹部(肠),栀子大黄汤证以心中懊侬较为显著,病的重点在心下(胃),这是两者不同之处。

(4)临证凡热甚于内者,皆可用此方,非独酒疸。

第二部分

组　药

（三味药处方）

香薷散

【组成】

香薷 白扁豆 厚朴

【来源】

《太平惠民和剂局方》。

【功效与主治】

功能为解表散寒,化湿和中。主治外感于寒、内伤于湿而致恶寒发热、头重头痛、无汗胸闷或四肢倦怠,腹痛则泻,舌苔白腻,脉浮。

【临证应用】

(1)本方为暑月乘凉饮冷,感受寒湿的常用方剂,其主药为香薷。李时珍曰"香薷为夏月发汗之药,犹冬月之麻黄"。

(2)本方加黄连以清热利湿,名曰四物香薷饮;若湿盛于里,腹胀泄泻者,加茯苓、甘草以利湿和中,名五味香薷饮;兼见两腿转筋者加木瓜以舒经络,名六味香薷饮;若感受寒湿,寒热不甚,中气虚弱者,在六味饮中加入人参、黄芪、白术、橘红以益气健脾燥湿,名十味香薷饮。

(3)本方既能散寒邪以解表,又能化湿滞而和胃,故多用于夏季感冒、胃肠炎、菌痢见上述证候者。

麻黄附子细辛汤

【组成】

麻黄　细辛　附子

【来源】

《伤寒论》。

【功效与主治】

功效助阳解表。主治少阴病,脉微细,但欲寐。

【临证应用】

(1)本方主治既有阳虚之本,又有感寒之标,是标本并治之剂,临床上以恶寒甚,发热轻,脉沉为辨证要点。

(2)本方去细辛加炙甘草名麻黄附子甘草汤,治疗水气病。麻黄附子甘草汤与麻黄附子细辛汤,两方均有助阳解表的作用,用治阳虚感冒风寒之证,但麻黄附子甘草汤解表散寒之力较弱,用于证轻势缓者,减去细辛之温散,加甘草以缓麻黄之势。

(3)张璐:"暴哑声不出,咽痛异常,猝然而起,或欲咳而不能咳,或无痰,或清痰上溢,脉多弦紧,或数急无伦,此大寒犯肾也,麻黄附子细辛汤温之。"

(4)王肯堂:"麻黄附子细辛汤治肾脏发咳,咳而腰背牵引而痛,甚则咳涎,又治寒邪犯齿,致脑齿痛,宜急用之,缓则不救。"

(5)赵献可:"有头痛连脑者,此系少阴伤寒,宜本方,不可不知。"

大陷胸湯

【组成】

大黄　芒硝　甘遂

【来源】

《伤寒论》。

【功效与主治】

功效泻热逐水破结。主治结胸证,症见大便干燥,日晡潮热,从心下至少腹胀满而痛不可近,舌上燥渴,脉沉有力。

【临证应用】

(1)大陷胸汤与大承气汤虽同为寒下峻剂,都用硝黄,但因病因病位不同,所以两方在配伍用法上有显著差异,大承气汤专主肠中燥粪,大陷胸汤并主心下水食。燥粪在肠,必借推动,故须枳朴,水食在胃,必兼于破饮,故用甘遂。

(2)大承气汤先煮枳、朴,后纳大黄,大陷胸汤先煮大黄而后纳诸药。故治上者制宜缓,治下者制宜急。而大黄生则行速,熟则行迟,同为大黄一物而其用又有不同。

(3)《千金翼方》有陷胸,方由大黄、甘遂、黄连、瓜蒌、甘草组成。主治胸中心下结坚,饮食不消。其证介于大小结胸之间,其药兼大小陷胸二方之长。

(4)本方用于急性水肿性胰腺炎、急性肠梗阻以及肿瘤梗阻有较好疗效。

大黄附子湯

【组成】

大黄　附子　细辛

【来源】

《金匮要略》。

【功效与主治】

功效温里散寒，通便止痛。主治寒积实证，症见腹痛便秘，胁下偏痛，发热，手足厥逆，脉弦紧。

【临证应用】

(1)使用本方，以腹痛、大便不通、脉弦紧为辨证要点。

(2)本方大黄与熟附子同量，《温病条辨》亦名大黄附子汤，主治寒疝、脉弦紧、胁下偏痛发热者，另加肉桂、小茴香以散寒止痛；腹胀满加厚朴、木香以加强行气导滞之力；体虚较甚者加党参、当归以增益气养血之功。

(3)本方可用于急性肠梗阻、阑尾炎证属脾胃虚寒者。

(4)《医宗金鉴》“胁下偏痛”之“偏”字，当是“满”字，必是传写之讹，腹满而痛，脾实邪也；胁下满痛，肝实邪也，发热若脉数大，胃热实邪也。今脉紧弦，脾寒实邪也，当以温药下之，故以大黄附子汤下其寒实。方中佐细辛，以散肝邪，此治肝脾寒实之法是也。

三物备急丸

【组成】

大黄　干姜　巴豆

【来源】

《金匮要略》。

【功效与主治】

功效攻逐寒结。主治里寒实证，症见猝然心腹胀痛、痛如锥刺、二便不通、面青气急，或口噤、暴厥、苔白、脉沉紧。

【临证应用】

(1)本方治寒实冷结，猝起心腹胀痛之急症，病情不急，一般不用。

(2)本方用于食物中毒、急性单纯肠梗阻、急性胰腺炎、急性阑尾炎属于寒积冷清而体质壮实者，有一定疗效。

(3)柯韵伯："大便不通，当分阳结阴结。阳法有承气、更衣之剂，阴法又制备急、白散之方……"然白散治寒积在胸，故用桂枝佐巴豆，用此吐下两法。此剂治寒积在肠胃，故用大黄佐姜巴，以直攻其寒。世徒知有温补之法，而不知有温下之法，所以但讲寒虚，不议寒实也。"

十枣汤

【组成】

芫花　甘遂　大戟

【来源】

《伤寒论》。

【功效与主治】

功效攻逐水饮。主治悬饮，水肿，腹胀。

【临证应用】

(1)本方峻下逐水之剂，主治水饮停于胸胁所致的悬饮。方中甘遂善行经隧之湿，大戟善泄脏腑水湿，芫花善消胸胁伏饮痰癖，合大枣者，一以顾其脾胃，一以缓其峻毒。

(2)特别用治支饮饮邪弥漫泛滥的重症(咳逆倚息，短气不得卧)，此方不但是治疗悬饮的主方，而且也是治疗支饮的常用方。

(3)渗出性腹膜炎、胸腔积液属悬饮的范畴，若体质壮实者，可用此方治疗。

(4)肝硬化腹水、慢性肾炎水肿，表现为腹水肿满而体壮实者，亦可用此方治疗。

(5)《外台秘要》引深师朱雀汤(即本方加大枣 12 枚)疗久病癖饮、停痰不消、在胸膈上液，时头眩痛、苦挛，眼睛、身体、手足、十指甲尽黄，亦疗胁下支满饮、辄引肋下痛。

(6)陈无择《三因极一病症方论》以此方去芫花、大枣加白芥子各等份，名控涎丹(又名妙应丸、子龙丸)，功效祛痰逐饮。主治痰涎伏在胸膈上下,忽然胸背、颈项、腰腹隐痛不可忍,筋骨牵引灼痛,走易不定,或手足冷痹,或头痛不可忍,或神志昏倦多睡,或饮食无味,痰唾稠黏,夜间喉中痰鸣,多流涎唾等症。

(7)临证须注重服药方法与时间。

控涎丹

【组成】

甘遂　紫大戟　白芥子

【来源】

《三因方》。

【功效与主治】

功效祛痰逐饮。主治痰饮伏聚胸膈之证。

【临证应用】

(1)控涎丹与十枣汤都有逐水饮之功效,用于治疗水饮内停证。但控涎丹为十枣汤中去芫花、大枣加白芥子而成。白芥子辛温善治皮里膜外胸膈痰涎,与甘遂、大戟合用,具祛痰逐饮之效;且改丸剂应用其力较缓,用治痰涎水饮停于胸膈,胁肋隐痛,舌苔黏腻,脉滑或水肿形气俱实者,重在痰涎停滞胸膈。十枣汤重在水饮停蓄胸腹,治证部位各有不同。

(2)十枣汤用大枣煎汤送服药末,而控涎丹食后姜汤下。

(3)控涎丹加沉香 1.5 克治疗癌性胸水有效。

泻白散

【组成】

地骨皮　桑白皮　炙甘草

【来源】

《小儿药证直诀》。

【功效与主治】

功效清肺泻热，平喘止咳。主治肺热咳喘气急，皮肤蒸热，日晡尤甚，舌红苔黄，脉细数。

【临证应用】

(1)本方用于肺气不降，肺热伤阴之咳嗽。如肺热太重，则宜加黄芩、知母等以增强清肺热之效；燥热咳甚者重加瓜蒌皮、川贝母等以润肺止咳化痰；阴虚潮热者，另加青蒿、鳖甲、银柴胡以滋阴退热；烦热口渴者，加天花粉、芦根等以清热生津。

(2)本方用于麻疹初起如有咳嗽、气短者，另加牛蒡子、杏仁、蝉衣，宣肺止咳。

(3)临证咳嗽声高无痰者，用本方可获效。

(4)本方与苇茎汤均有清肺热之效，但苇茎汤兼逐瘀排脓，用治肺热成痈，本方兼泻肺气，用治肺热阴虚之咳喘。

(5)本方与葶苈大枣泻肺汤不同，两者均有喘满气急，但前者兼有皮肤蒸热，发热日晡尤甚，而后者一身面目浮肿，鼻塞清涕出，不闻香臭酸辛，前者泻肺清热，平喘止咳，而后者泻肺行水，下气平喘。

回逆湯

【组成】

炙甘草　干姜　附子

【来源】

《伤寒论》。

【功效与主治】

功能回阳救逆。主治阳衰阴盛之证,症见四肢厥逆、恶寒倦卧、吐利腹痛、下利清谷、神疲欲寐、舌淡苔白、脉沉细微。

【临证应用】

(1)本方为回阳救逆的代表方剂,是寒邪深入于里,肾阳虚衰,阴寒内盛而致,以四肢厥逆,神疲欲寐,舌淡苔白滑,脉沉细为辨证要点。

(2)本方加桂枝、白术以增强健脾利湿、温经散寒通脉之力,治顽固性风湿性关节炎。

(3)本方加党参、茯苓、泽泻等健脾渗湿之品,可治脾肾虚寒之水肿及白带。

(4)近代常用本方作为对心肌梗死、心衰、急慢性胃肠炎吐泻过多,或急性病大汗而见虚脱者急救的方剂。

(5)本方应用应与四逆加人参汤、通脉四逆汤、白通汤、白通加猪胆汁汤鉴别。

生脉散

【组成】

人参　麦冬　五味子

【来源】

《内外伤辨惑论》。

【功效与主治】

功效益气生津、敛阴止汗。主治气阴不足，症见多汗口燥，气短懒言，口渴体倦及久咳伤肺，气阴两伤，干咳短气，自汗脉弱者。

【临证应用】

(1)本方如用于热病后，气虚津伤之证，以西洋参为好。《医学衷中参西录》说："西洋参，性凉而补，凡欲用人参而不受人参之温补者，皆可以此代之"。

(2)吴昆："气极者，正气少，邪气多，多喘少言，此方主之"；李东垣云："夏月服生脉散加黄芪、甘草令人气力涌出。"

(3)益心方：生脉散加山萸肉、丹参、何首乌、大枣有缓解心绞痛的效果，亦有一定降压作用，对Ⅰ、Ⅱ期高血压有效。初步证明，本方有显著增加冠脉流量降低心率和增加耐受缺氧等作用，这些作用，皆有利于冠心病预防和治疗。

(4)本方加三七、生山楂、桂枝用于心梗、冠心病的预防康复治疗。

(5)本方与四逆汤、参附汤之救急不同。参附汤主治阳气暴脱以益气回阳为其治法。四逆汤主治阳气衰微、阴寒内盛，以回阳救逆为其治法。生脉散,主治津气两伤,以益气生津为其治法。

(6)临证常合四白(白英、白前、百合、百部)治疗肺部疾病,疾病疗效确切。

牡蛎散

【组成】

牡蛎　黄芪　麻黄根

【来源】

《太平惠民和剂局方》。

【功效与主治】

功效敛汗固表。主治体虚卫阳不固,症见自汗、夜卧尤甚、心悸惊惕、短气烦倦、舌质淡红、脉细弱。

【临证应用】

(1)本方为自汗而设,亦可用于盗汗,以自汗夜卧尤甚,心悸惊惕、短气烦倦、舌质淡红、脉细弱为辨证要点。若服之汗不止,另于方中加入五味子以敛汗养阴安神。

(2)如阳虚可加白术健脾,使脾气得健,肌表可固;如气虚另加人参,健脾益气;如阴虚可加干地黄甘凉养阴;如血虚可加熟地滋阴养血。

(3)亦可用于妇人产后体虚之自汗或盗汗。

(4)近代常用于结核病自汗盗汗。

玉屏风散

【组成】

防风　黄芪　白术

【来源】

《丹溪心法》。

【功效与主治】

功效益气固表止汗。主治表虚卫阳不固，症见恶风自汗，面色㿠白，舌淡苔白，脉浮虚软及体虚易感风邪。

【临证应用】

（1）吴昆："气虚自汗者，此方主之。"

（2）本方攻补兼施，主治气虚自汗及虚人易感者，以面色㿠白、舌淡苔白、脉浮虚软为辨证要点。

（3）如表虚外感、恶风汗出、脉缓者，可加桂枝，取其辛能发散解表，温能通阳散寒，增强解表作用。如表虚自汗不止，可酌加牡蛎潜阳敛汗，浮小麦甘凉益养气阴，五味子味酸，既可收敛止汗，又可收敛肺气，合而用之，以加强固表止汗作用。

（4）本方亦可酌加疏风通窍之辛夷、苍耳子、白芷等，用治慢性鼻炎或过敏性鼻炎。

（5）本方同桂枝汤都可治自汗恶风之症，但本方主要由表虚卫阳不固而致，故重在益气固表止汗；而桂枝汤证自汗恶风皆由表卫不和而致，故重在调和营卫。本方用黄芪益气固表止汗，后者用桂枝、白芍调和营卫以止汗，这是两者不同之处。

桃花湯

【组成】

赤石脂　干姜　粳米

【来源】

《伤寒论》。

【功效与主治】

功效涩肠止血。主治久痢不愈,症见下痢脓血,色暗不鲜,腹痛喜按,舌淡苔白,脉迟弱。

【临证应用】

(1)本方功效偏于温中涩肠以治久痢不愈,以腹痛喜按、舌淡苔白、脉迟弱等脾阳不足、虚寒滑脱之象为辨证要点。

(2)《名医别录》:赤石脂体重性温而涩肠固脱。腹痛肠澼、下痢赤白,是为久痢肠道滑脱而致。《神农本草经》:干姜温中止血。肠澼下痢是为肠胃虚寒下利不止而致。《蜀本草》:粳米能温中和胃气,可治腹中雷鸣彻痛下利。总之,本方能温中固涩止血,为伤寒出血的主要方剂。

(3)本方亦可用于久泻滑脱者,另加党参、煨豆蔻以益气固脱。

(4)对于肠风下血日久不止,以致中焦虚寒,口淡而面色苍白者,干姜可改炮姜,既能入血止血,又能温中散寒。

(5)桃花汤与白头翁汤均治下痢及脓血,但二者有寒热虚实的不同,前者治虚寒滑脱,气血下陷之久痢,症见下痢不止,脓血暗淡,腹痛喜按,脉弱舌淡。后者多用于治疗湿热蕴结,气机阻滞之初痢,其证见里急后重,脓血鲜明,肛门灼热,舌红脉细等。《医宗金鉴》:初病下痢便脓血者,大承气汤或芍药汤下之;热盛者白头翁汤清之,若日久滑脱则当以桃花汤养肠固脱可也。

磁朱丸

【组成】

神曲　磁石　朱砂

【来源】

《备急千金要方》。

【功效与主治】

功效重镇安神,潜阳明目。主治肾阴不足,心阳偏亢,心肾不交所致的心悸失眠,耳鸣耳聋,视物昏花,亦治癫痫。

【临证应用】

(1)本方主治心悸失眠,耳鸣耳聋,视物昏花,属心肾不交,心阳偏亢者,若兼见肝肾阴虚者,宜配合六味地黄丸,以滋补肝肾。

(2)原书还用本方治疗眼目疾患,如神水宽大渐散,如雾露中行,视物二体,空中黑花以及水火不济的耳鸣耳聋之症。

(3)《医学衷中参西录》中记载加味磁朱丸,即本方加赭石二两,法半夏二两,将原方神曲换酒曲,治疗痫风。癫痫之病,为气机上逆,痰涎上涌,二药并用,既善理痰,又善镇逆降气。临床癫痫痰多者另加胆南星、制半夏、天竺黄等祛痰药。

甘麦大枣汤

【组成】

甘草　浮小麦　大枣

【来源】

《金匮要略》。

【功效与主治】

功效养心安神,和中缓急。主治脏躁,症见精神恍惚,时常悲伤欲哭,不能自主,心中烦乱,睡眠不安,甚至言行失常,呵欠频作,舌红少苔,脉细而数。

【临证应用】

(1)本方用于思虑过度,脏阴不足,而致的脏躁。如心烦失眠,舌红少苔等心阴虚的症状较明显者另加百合、柏子仁以养心安神;如属肝血虚而致的失眠心悸加酸枣仁以养肝安神。

(2)精神病见有哭笑失常,言行不节,口干,大便难,脉细弱者,可用本方治疗。

(3)《本事方》用本方治"妇人数欠伸无故悲泣"。

(4)甘麦大枣汤治疗精神病及精神分裂、神经衰弱、失眠、忧郁、恐惧等症均有报道,取得了显著疗效。

(5)关于应用标准:①言行失常,或无故悲伤,或喜怒不节者;②心烦不得眠,或恍惚多梦,或坐卧不安,或身如蚁走者;③多汗、口干、不思饮食、大便秘结、常数日不更衣者;④怕一切光声,怕与人交谈,甚独居暗室者;⑤腹诊:右腹直肌挛急,或有胁下脐旁拘急,有结块者。

(6)甘麦大枣汤复方研究表明甘麦大枣汤可缓解睡眠时异常精神紧张,同时此方可使脑神经的异常兴奋得到抑制,另使神经系统的过敏状态恢复正常。

瓜蒌薤白白酒汤

【组成】

瓜蒌　薤白　白酒

【来源】

《金匮要略》。

【功效与主治】

功效通阳散结,行气祛痰。主治胸痹,症见胸部隐痛,胸痛彻背,喘息咳嗽,短气,舌苔白腻,脉沉弦或紧。

【临证应用】

(1)本方并非对所有胸痹疼痛都有疗效,但对胸阳不振,气滞痰阻之胸痹证有良效。

(2)临证化裁:如胸痹寒邪较甚者另加干姜、附片以温散寒邪,振奋胸阳,提高疗效;本方加半夏,名为瓜蒌薤白半夏汤,治胸痹痛甚,不能安卧,此为痰涎结聚较重,加半夏以加强散结化痰作用。

(3)本方去白酒,加枳实、厚朴、桂枝名为枳实薤白桂枝汤,治胸痹气结在胸,心中痞满,气从胁下上逆抢心,加厚朴、枳实除痰散满;桂枝通阳化饮,阳复阴消,则上逆之势可因而调和。

(4)胸痹包括现代医学的心绞痛,治疗心绞痛时另加丹参、红花、赤芍、川芎等行气活血药,以活血祛瘀,通则不痛,达到止痛效果。有人认为,非化脓性肋软骨炎的症状非常近似"胸痹",因此用《金匮要略》中治疗胸痹之瓜蒌薤白白酒汤、瓜蒌薤白半夏汤、枳实薤白桂枝汤三方加减组成"肋软骨炎汤",治疗非化脓性肋软骨炎,多数患者服后短期症状减轻或消失,但局部肋胀消退较慢,故少数有复发(《新中医》1976年第6期)。

(5)三方临床应注意鉴别使用,特别"不得卧"应与皂荚丸证、小青龙汤证、葶苈大枣泻肺汤证鉴别使用。

干姜人参半夏丸

【组成】

干姜　人参　半夏

【来源】

《金匮要略》。

【功效与主治】

功效益气温中,降逆止呕。主治妊娠呕吐不止。

【临证应用】

(1)本方除用于妊娠呕吐不止外,后人用于治疗胃虚寒呕吐。症见呕吐涎沫,口不渴或有头眩心悸,脘闷不食,脉弦苔滑等症。胃虚寒饮恶阻,呕吐颇为顽固,所吐大都涎沫稀水,口不渴,有时亦喜热饮,且见头眩、心悸、不能起床,起则吐甚,此时应用干姜人参半夏丸最为合适,甚者可配桂枝、茯苓。如属胃热呕吐,吐势剧烈,呕恶声高者可选用《温热经纬》中的苏连饮(苏叶、黄连);若胃热呕吐而见伤阴症状者,可酌加枇杷叶、石斛等疗效亦佳。

(2)一般认为凡是滑利攻下和破血的药物都对妊娠不利,但内经又有“有故无殒”之说。这样,在临床上就又须正确处理药物配伍与孕妇体质两方面问题。

(3)陈修园:“半夏得人参不惟不得碍胎,且能固胎”,但如孕妇体弱,又曾有小产胎气不固,如果佐用与胎不利之品应慎重。

(4)呕吐不止,药入即吐者,可用药粉舔服法,即将药物研成细末,用舌频频舔服,可以使其受纳。

大半夏湯

【组成】

半夏　人参　白蜜

【来源】

《金匮要略》。

【功效与主治】

功效降逆补虚,润燥。主治胃家久虚,食停气滞,以致朝食暮吐,暮食朝吐。

【临证应用】

(1)大半夏汤重用半夏降逆化浊,温胃止吐,同时又用人参、白蜜补虚、润燥。温燥化浊与甘润补虚并用,是治疗虚寒反胃的基本方剂。

(2)胃反呕吐病,与胃癌和食管癌幽门梗阻有关,凡属虚寒者,可以本方为基础,化裁治疗。

(3)患者兼见痰多胸闷者加瓜蒌、薤白;兼瘀血者加当归、川芎;兼心下痞硬、肠鸣有声、多呕涎沫、大便燥结者半夏泻心汤随证化裁。

小半夏加茯苓汤

【组成】

半夏　生姜　茯苓

【来源】

《金匮要略》。

【功效与主治】

功效和胃降逆,引水下行。主治痰饮呕吐,心下痞满,头晕目眩,心悸等症。

【临证应用】

(1)原文:"卒呕吐,心下痞,隔间有水,眩悸者,半夏加茯苓汤主之"。临床用于膈间停饮,饮水上逆出现卒呕吐、心下痞之主证,兼见目眩、心悸等症。

(2)"饮气上逆于胃则呕吐,滞于气则心下痞,凌于心则悸,蔽于阳则眩。半夏、生姜止呕降逆,加茯苓去其水也"。

(3)小半夏汤为治心下有支饮之主方,但水气凌心之心悸,却非姜夏能胜任,故加茯苓去水,水气一去则诸症自除。所以小半夏汤证而兼见眩悸者,应用小半夏加茯苓汤治之(《金匮要略注品》)。

(4)临床若见水饮所致恶阻,呕吐,用伏龙肝煎水服之,效良;急性肾炎,尿毒症患者有酸中毒呕吐和不能进食时,常用本方降逆止吐,半夏可重用至30克;对糖尿病、电解质紊乱等代谢障碍以及神经性呕吐亦有显效。

(5)临证常用于口内清水外涌患者及入口即吐者(必要时加入白矾3克)。

下瘀血汤

【组成】

大黄　桃仁　䗪虫

【来源】

《金匮要略》。

【功效与主治】

功效破血祛瘀。主治产妇腹痛,血瘀,经闭。

【临证应用】

(1)本方为逐瘀泄热之剂,临床应用较为广泛,常用于治疗瘀热内结的经行不畅痛经、月经延期、闭经癥瘕等妇科疾病,亦可治肝硬化、腹部术后综合征等。

(2)尤怡:"腹痛服枳实芍药而不愈,以有瘀血在脐下,着而不去,是非攻坚破结之剂,不能除矣。大黄、桃仁、䗪虫,下血之力颇猛;用蜜丸者,缓其性不使骤发,恐伤上二焦也;酒煎顿服者,补下治下制以急,且去疾唯恐尽也"(《金匮要略心典》)。

(3)当归生姜羊肉汤、枳实芍药散和下瘀血汤,均治产后腹痛,但有虚实寒热的不同。当归生姜羊肉汤为血虚而寒,其证腹中拘急疼痛,喜热喜按;枳实芍药散为气滞血郁,其证痛而且胀,烦满不得卧,痛连大腹;下瘀血汤为瘀血凝着脐下,其证少腹刺痛,拒按,或有硬块。临床应用必须审辨。

(4)临证常用于肝癌及妇科肿瘤。

丹参饮

【组成】

丹参　檀香　砂仁

【来源】

《时方歌括》。

【功效与主治】

功效祛瘀行气止痛。主治气滞血瘀,胃脘疼痛。

【临证应用】

(1)本方常用于慢性胃炎、胃十二指肠溃疡、胃神经官能症以及心绞痛等,辨证属气滞血瘀者。本方亦可用于血瘀气滞的痛经及肝脾肿大两胁疼痛的证候。

(2)《医学金针》有:"丹参饮,治半虚半实诸痛。"

(3)《时方歌括》有:"治心胃隐痛,服热药而不效者宜之。"

(4)《妇人明理论》有认为一味丹参功同四物,其实丹参一药活血祛瘀的作用尤佳,养血的作用较弱,临证用治肝脏肿大及冠状动脉粥样硬化性心脏病,在改善症状方面有一定疗效。

(5)本方合三棱煎,旋覆代赭石汤治疗食管癌,疗效确切。

茵陈蒿汤

【组成】

茵陈　栀子　大黄

【来源】

《伤寒论》。

【功效与主治】

功效清热利湿。主治湿热黄疸。

【临证应用】

(1)本方为治疗湿热黄疸之主方。应用本方基本指征是:巩膜黄染,皮肤发黄,黄色鲜明如橘子色,小便黄赤,口渴,大便秘结,舌红苔黄腻,脉滑有力。

(2)临床应用于有上述症状的急性传染性黄疸性肝炎;其他传染性疾病伴有黄疸或胆囊炎者也可随证加减应用。

(3)茵陈蒿汤,栀子柏皮汤,麻黄连翘赤小豆汤皆治湿热发黄,而茵陈蒿汤长于治疗湿热并重者,栀子柏皮汤侧重于治热重于湿者,麻黄连翘赤小豆汤治湿热发黄有表邪者。茵陈蒿汤治湿热使之从二便分消;栀子柏皮汤祛邪从小便出;麻黄连翘赤小豆汤则发汗和利小便使湿热外透下泄。

(4)临证常用于治疗肝癌、胰腺癌、胆囊癌。

小陷胸汤

【组成】

黄连 半夏 瓜蒌

【来源】

《伤寒论》。

【功效与主治】

功效清热化痰,宽胸散结。主治痰热互结之证。

【临证应用】

(1)本方为痰热互结的小结胸证而设,临床以胸脘痞闷,按之则痛,舌苔黄腻为应用主症,凡是上述主症,无论湿热为患或痰热咳嗽,用之皆可获效。

(2)本方加柴胡、黄芩、枳实、桂枝、生姜名柴胡陷胸汤,治寒热往来,胸胁饱满不舒,按之则痛(《通俗伤寒论》)。

(3)本方加枳实、栀子名加味小陷胸汤,治火动其痰,嘈杂(《证治大通》)。

(4)本方加甘草、生姜,名小调中汤,治一切痰火,及百般怪病,善调脾胃,神效(《医学入门》)。

(5)本方和大柴胡汤合用治疗慢性肝炎(《岳美中医集》)。

(6)本方与麻杏石甘汤合用,可治肺炎痰热内蕴、咳嗽胸痛之症(《方剂学》,福建中医学院)。

(7)本方汤证应与气虚湿热和阳明腑实证相鉴别,三证均可见痞满、舌苔黄,但本方治疗舌苔腻有根,是胸脘有痰热实邪的表现。如果舌苔色黄腻而无根(即浮垢)刮之即去者,多属中气不足而夹无形湿热,胃无结实之邪。又阳明腑实,其痛以腹部为主,而且舌苔多表现为老黄而干,以上两症均不宜小陷胸汤。

(8)临床用本方合大柴胡汤、薏仁附子败酱散治疗胰腺癌。

滚痰丸

【组成】

大黄　黄芩　礞石

【来源】

《丹溪心法》。

【功效与主治】

功效降火逐痰。主治实热老痰、惊悸癫狂等。

【临证应用】

(1)本方专治实热老痰为患。凡癫狂惊悸昏迷,咳嗽痰稠或眩晕,且有大便干燥,舌苔黄厚而腻,脉滑有力者,即可用本方降火逐痰。

(2)恽铁樵:“人的肠胃机能,每呈肠实则胃虚,胃实则肠虚;肠胃俱实则病惊厥”。“凡见面青抽搐,确定肝胆风热上扰,另用滚痰丸三钱顿服,泻去胃肠积热,而肝胆风火遂平”。临证可用治小儿惊风。

(3)用于精神病实热老痰,久积不去,症见眩晕、喘咳痰稠、胸闷等。

(4)临床合姜汁苍术二陈汤治胃癌、食管癌,痰涎凝滞,集结胸膈,吐咯不出,咽喉至胃梗阻疼痛等。

消瘰丸

【组成】

玄参 牡蛎 贝母

【来源】

《医学心悟》。

【功效与主治】

功效清热化痰,软坚散结。主治瘰疬痰核。

【临证应用】

(1)本方主治瘰疬、痰核,瘿瘤属痰火结聚,若肿块坚硬者,宜重用牡蛎,酌加昆布、海藻、甘草,以软坚化痰。痰火盛者,宜重用贝母,酌加瓜蒌、蛤粉以清化热痰散结;阴虚火旺者,宜重用玄参,酌加知母、丹皮以滋阴降火;兼肝郁气滞者,宜加柴胡、香附、青皮以疏肝理气解郁,或配合逍遥散。

(2)方中牡蛎,现在多生用。

(3)甲状腺炎、单纯性甲状腺肿、甲状腺功能亢进,均可用本方化裁治疗。

(4)《医学心悟》:"瘰疬,颈上痰瘰疬串也。此为肝火郁结而成,宜用消瘰丸,兼服加味逍遥散。""消瘰丸,此方奇效,治愈者不可胜计。"

(5)临证常合《医宗金鉴》中的消核散、《格言联璧》中的半贝丸化裁治疗颈、项、口腔、鼻咽部肿瘤。

三子养亲汤

【组成】

白芥子　苏子　莱菔子

【来源】

《韩氏医通》。

【功效与主治】

功效降气消食,温化痰饮。主治老人中虚痰壅气滞之证。

【临证应用】

(1)本方治证以咳嗽喘逆、食少痰多为辨证要点,为降气化痰消食而设。

(2)化裁运用,若中焦阳虚,痰多而稀,呕吐恶心,胸腹满闷者加半夏、干姜、砂仁燥湿化痰,温胃止呕;若胸闷苔腻者,可配合二陈汤、平胃散加减治疗;若有恶风寒者可加前胡、苏叶解表宣肺化痰。

(3)目前用本方加减治疗气管炎、支气管炎,肺气肿证属于痰涎壅盛,肺气不和者。

(4)吴昆:"年高痰盛气实者,此方主之。痰不自动也,因气而动,故气上则痰上,气下则痰下,气行则痰行,气滞则痰滞。是方也,卜子能耗气,苏子能降气,芥子能行气,气耗则邪不实,气降则痰不逆,气利则膈自宽,奚痰患之有?飞霞子此方,为人子事亲者设也。虽然,治痰先理气,此治标之论耳,终不若二陈有健脾去湿治本之妙也。但气实之证,则养亲汤亦径捷之方也"(《医方考》)。

苦参丸

【组成】

苦参　菖蒲　乌稍蛇。

【来源】

(《医部全录》)。

【功效与主治】

功效祛风燥湿,杀虫止痒。主治一切癣、皮肤瘙痒、湿疹及脂溢性皮炎。

【临证应用】

临证常用此方化裁治疗皮肤癌。

三神丸

【组成】

蒺藜　海桐皮　草乌头

【来源】

(《医部全录》)。

【功效与主治】

功效祛风化湿,杀虫止痒。主治皮肤瘙痒、真菌感染而致的癣病。

【临证应用】

临床常用此方治疗各种癣病，头癣效佳。

牵正散

【组成】

白附子　白僵蚕　全虫

【来源】

《杨氏家藏方》。

【功效与主治】

功效祛风化痰。主治中风面瘫、口眼歪斜。

【临证应用】

(1)本方为治疗中风面瘫、口眼㖞斜的常用方。既可用于外感风邪所致的口眼㖞斜，也可用于由内风所致的口眼㖞斜。

(2)颜面神经麻痹、三叉神经痛属风痰阻络者，均可加减应用，并可酌加蜈蚣、天麻等祛风止痉之药，以增强疗效。本方亦可作汤剂，但用量不宜过大。因白附子、全虫为有毒之品，一般应少于6克。

(3)临证常用此方治疗脑部肿瘤伴头痛者。

(4)止痉散(全虫、蜈蚣)每服1.5～3克，对顽固性头痛、关节痛有较好的止痛作用。

增液汤

【组成】

元参　麦冬　生地

【来源】

《温病条辨》。

【功效与主治】

功效增液润燥。主治阳明温病,津液不足。

【临证应用】

(1)本方有增液润燥作用,临床上主要用来治疗津液不足所致的大便秘结,也可用于其他损伤阴津之证,以便秘、舌干红,脉细数或沉而无力为辨证要点。

(2)若阴虚牙痛者加牛膝、牡丹皮、蜂房,以凉血泻火解毒;对于胃阴不足,舌质光绛,口干唇燥者另加益胃汤(沙参、麦冬、冰糖、生地、玉竹)。

(3)《温病条辨》:"本论于阳明下证,峙立三法:热结液干之大实证,则用大承气;偏于热结而液不干者,旁流是也,则用调胃承气;偏于液干多而热结少者,则用增液,所以调护其虚,务存津液之心法也。"

橘枳姜湯

【组成】

橘皮　枳实　生姜

【来源】

《金匮要略》。

【功效与主治】

功效行气祛水。主治胸痹、胸中气塞短气。

【临证应用】

(1)胸痹轻症,症见气塞、短气由饮阻气滞所致者宜用此方。

(2)橘枳姜汤证兼痞满呕吐等。

(3)《千金》橘枳姜汤方后云:"治胸痹,胸中愊愊如满,噎塞习习如痒,喉中涩燥唾沫。"

(4)临证常合葶苈大枣泻肺汤、甘遂半夏汤加商陆治疗肺癌胸水。

桂枝生姜枳实湯

【组成】

桂枝　生姜　枳实

【来源】

《金匮要略》。

【功效与主治】

功效平冲止痛。主治诸逆、心悬痛。

【临证应用】

(1)本条与枳实薤白桂枝汤证同有心中痛、气逆等症状,但枳实薤白桂枝汤首先突出“胸痹”二字,在治法上既用桂枝、枳实、厚朴通阳开痹、下气,也用瓜蒌、薤白,开其胸痹。本方证候是以心中痹和心悬痛为主,故不用瓜蒌、薤白,而用桂枝、枳实、生姜,由此可知本方证较枳实薤白桂枝汤证为轻。

(2)本方与橘枳姜汤只一味之差,橘枳姜汤用橘皮配生姜、枳实,属于理气散结,本方以桂枝易橘皮是加强通阳降逆之功,从而可以理解橘枳姜汤证胸中气塞较甚,而本方证是以气逆心痛为甚,桂枝配姜、枳平开苦降、平冲止痛之力尤佳。

(3)后世医家对于胸痹心痛之证常加入活血化瘀、理气活血之品而收到较好的疗效。

厚朴三物湯

【组成】

厚朴　大黄　枳实

【来源】

《金匮要略》。

【功效与主治】

功效行气除满。主治腹胀满疼痛而大便不通。

【临证应用】

(1)本方适用于内实气滞之证,故以厚朴为主行气除满,大黄、枳实为辅去积通便。

(2)厚朴三物汤、厚朴大黄汤、小承气汤药味相同,但用量不同,故主治亦有差别。厚朴三物汤重用厚朴,意在行气除满;厚朴大黄汤重用厚朴和大黄,重在消痰开痞;小承气汤重用大黄,主在攻下热结。

大黄附子湯

【组成】

大黄　附子　细辛

【来源】

《金匮要略》。

【功效与主治】

功效温阳通便。主治寒实内结,胁腹疼痛,大便不通。

【临证应用】

(1)表证发热,其脉当浮;阳明腑实发热,其脉当滑数。本证发热脉象紧弦,是由于寒实内结,阳气郁滞,营卫失调所致。

(2)仲景方中往往以细辛与附子同用,治疗寒邪伏于阴分,本方与《伤寒论》麻黄附子细辛汤都用附子配细辛,以增强其祛除寒邪的作用。但大黄附子汤配大黄其侧重点在于治寒实聚于里,属温阳通便法;麻黄附子细辛汤配麻黄,其侧重点在于温散寒邪,使从表而解,属温经解表法。两方仅在一味药和用量上的出入,而主治证候就有很大的区别,这对临证用药有很大启发意义。

厚朴大黄汤

【组成】

厚朴　大黄　枳实

【来源】

《金匮要略》。

【功效与主治】

功效疏导肠胃,荡涤邪实。主治支饮兼腹满证。

【临证应用】

(1)本方药物与小承气汤、厚朴三物汤相同,而分量不同,本方重用厚朴、大黄在于治痰饮结实,有开痞满、通大便的功效。

(2)《医宗金鉴》:"支饮胸满,邪在肺也,宜用木防己汤、葶苈大枣汤。支饮腹满,邪在胃也,故用厚朴大黄汤,即小承气汤也。"

(3)本证除腹满外,可能有心下时痛,大便秘结等症状。

麻黄附子汤

【组成】

麻黄　甘草　附子

【来源】

《金匮要略》。

【功效与主治】

功效温经发汗。主治水肿(正水)。

【临证应用】

(1)麻黄附子汤即《伤寒论·少阴篇》麻黄附子甘草汤增麻黄一两而成,其证必兼脉沉细、恶寒、四肢不温等。

(2)《水气病篇》载方七首,用麻黄者六首,可见仲景以麻黄为治水之主药。诚如黄竹斋谓:"麻黄能上宣肺气,下伐肾邪,外发皮毛之汗,内祛脏腑之湿,故仲景于水气病用之为主药。"

(3)临证肾性水肿或肿从颜面起,宜发汗消肿。

猪苓散

【组成】

猪苓　茯苓　白术

【来源】

《金匮要略》。

【功效与主治】

功效健脾利水。主治停饮呕吐之证。

【临证应用】

(1)饮水自吐者,用猪苓散治疗。

(2)猪苓散以二苓淡渗利水,配白术以健脾运湿。制以散剂,“散者,散也”。中运复常,水行呕止。

(3)本方与猪苓汤有本质区别,后者为伤阴胃燥的渴欲饮水,小便不利,前者健脾利水,用于饮停呕吐之证。

当归贝母苦参丸

【组成】

当归 贝母 苦参

【来源】

《金匮要略》。

【功效与主治】

功效养血解郁,清热通便。主治妊娠小便难。

【临证应用】

(1)有人认为本条小便难,是大便难之误。用本方治妊娠大便难，亦取其滋润清热散结之功，适宜于肠道燥热之证。

(2)《金匮要略简释》引沈介业云："孕妇患习惯性便闭，有时因经闭而呈轻微燥咳，用当归四份、贝母、苦参各三份，研粉自备为丸，服后大便润下，且能一天一次的正常性，其燥咳亦止。"过去医家对孕妇便难不任攻下者，视此为良方。

大黄甘遂汤

【组成】

大黄　甘遂　阿胶

【来源】

《金匮要略》。

【功效与主治】

功效破血逐水。主治蓄血证。

【临证应用】

(1)妇人腹满有蓄水与蓄血的不同，若满而小便自利，则为蓄血；满而小便不利，口渴则为蓄水。

(2)今少腹胀满，隆起如敦的形状，而小便微难，口不渴，且在产后，此为水与血俱结在血室。治用大黄甘遂汤破血逐水。

(3)产后得此正是水血并结，而病属下焦，故以大黄下血，甘遂逐水，配阿胶养血以扶正。

小承气湯

【组成】

大黄　厚朴　枳实

【来源】

《金匮要略》。

【功效与主治】

功效轻下热结。主治阳明腑实轻证。

【临证应用】

(1)实热下利,多见滞下不爽,下利臭秽浊水的特点。因其下利属实,故当"通因通用",以泻下为重。

(2)临证凡痞满燥实坚具备者,即可用大承气汤;若痞满为主,而燥实不甚者,则当用小承气汤为宜。

(3)"下利已善,至其年月日时复发"的痢疾或泄泻,考虑其正虚邪恋的病情特点,如属脾气虚寒者,后世多用温下的方法,以千金温脾汤化裁治疗。

滋肾丸

【组成】

知母　黄柏　肉桂

【来源】

《兰室秘藏》。

【功效与主治】

功效泄热通淋。治疗下焦湿热，小便癃闭，点滴不通。

【临证应用】

(1)李杲曰："知母其用有四：泻无根之肾火，疗有汗之骨蒸，止虚劳之热，滋化源之阴。"

(2)张元素《医学启源》曰："凡小便不和，知母、黄柏为君，茯苓、泽泻为佐"。知母、黄柏、杜仲伍用，张景岳定名为"正气汤"治阴虚有火盗汗。

(3)临证"泻而小便不通者资肾丸主之"。凡遇前列腺肥大，小便不通者加赤芍，重用猪苓常获效。

诃子湯

【组成】

诃子　桔梗　甘草

【来源】

《古今医统》。

【功效与主治】

功效宣肺止咳，利咽开音。主治因伤风咳嗽，而失音不能言语者。

【临证应用】

临床常用于慢支炎、咽喉炎、鼻息肉等疾患。

秘红丹

【组成】

大黄　肉桂　生赭石。

【来源】

《医学衷中参西录》。

【功效与主治】

功效清热泻火、引血下行。治疗肝郁多怒,胃郁气逆,吐血、衄血之证屡用他药不效。

【临证应用】

(1)《金匮要略》治鼻衄血,用泻心汤,大黄为重剂,若单用,失之于寒,佐肉桂平肝抑木,寒热相济得效。

(2)临证见上消化道出血,合犀角地黄汤效佳,若口服不方便可用直肠灌注法。

第三部分

对　药

（二味药处方）

梔子豉湯

【组成】

栀子　淡豆豉

【来源】

《伤寒论》。

【功效与主治】

治疗伤寒汗、吐、下后虚烦不得眠,反复颠倒,心中懊恼者。

【临证应用】

(1)《本草求真》认为烦属气,燥属热(烦属肺,燥属肾)。仲景栀子豉汤用栀子以治肺烦,用豆豉以治肾燥。

(2)临证合酸枣仁汤治疗虚劳虚烦失眠;合甘麦大枣汤治疗神经衰弱失眠及精神分裂症,疗效甚佳;大便初硬后溏者加晚蚕沙。

(3)本方化裁兼少气者,加甘草,即为栀子甘草豉汤;兼呕吐者,加生姜,即为栀子生姜豉汤;产后虚烦者,加芍药、当归。

(4)临证治疗肝癌,肺癌,乳腺癌兼有脏躁,失眠等慢性衰弱症者,常获良效。

九一丹

【组成】

熟石膏　升丹

（熟石膏9份　升丹1份研极细末　撒于疮面，纸捻插入疮口或瘘管）

【来源】

《外科正宗》。

【功效与主治】

功效提脓祛腐。治疗溃疡瘘管流脓等证。

【临证应用】

本方是中医外科治疗一切痈疽疔疮的著名中成药。

红升丹是解毒祛腐、消肿止痛要药，石膏有清热解毒、敛疮、止血作用，经煅后，微温而涩，能祛腐生新、收湿敛疮、消肿止痛。

二黄散

【组成】

生地、熟地

【来源】

《景岳全书》。

【功效与主治】

治疗胎漏下血,或内热晡热,或头痛头晕,或烦躁作渴,或胁下胀痛等症。

【临证应用】

(1)临证合《千金》地黄汤治疗烦满少气,胸胁疼痛,忧恚难平之郁证。

(2)阴虚盗汗,可配伍当归、黄芩、黄芪、黄连等,如当归六黄汤;血虚发热,地黄煎(《妇人良方大全》引《经验方》),因此方治妇人血风劳,心慌,发热不退。

(3)阴虚血热之出血证,临床常用本方治肺癌、鼻咽癌、胃癌、宫颈癌,卵巢癌等阴虚血热之出血者,每获良效。

七三丹

【组成】

熟石膏　升丹

(熟石膏21克　升丹9克　共研细末,撒于疮口上。或用绒线蘸药,插入疮口,外用药膏或油膏外贴)

【来源】

《外科学》经验方。

【功效与主治】

功效提脓祛腐,治疗流痰、附骨疽等,溃后腐肉难脱,脓水不净。

【临证应用】

(1)该方与九一丹药物组成相同,唯配伍剂量区别,九一丹熟石膏:升丹为9:1,七三丹熟石膏:升丹为7:3。外用,可掺于疮口上或用药线蘸药插入疮中,外用膏药或油膏贴盖。

(2)有大毒,外用适量,不可内服。

六一散

【组成】

滑石　甘草

(六一散,又称益元散、天水散、太白散。滑石180克,甘草30克,研细末冲服,每服10克)

【来源】

《明论方》。

【功效与主治】

功效祛暑利湿,治疗暑湿发热,心烦口渴,小便不利。

【临证应用】

(1)临床加浮萍,重用葛根解酒精中毒;加白茅根、车前子治尿路感染;加海金砂、金钱草治尿道结石;加土茯苓、冬葵子治膀胱肿瘤;加地肤子、蝉蜕治皮肤湿疹湿疮汗疹(痱子)。

(2)若加辰砂又名辰砂六一散(兼治惊悸多汗)。汪昂解释说:"其数六一者,取天一生水,地六成之义也",故又名天水散。

颠倒散

【组成】

大黄 硫黄

(大黄,硫黄等份,为细末,以凉开水或茶叶水调敷,或以药末直接撒布患处;也可以适量药末加水冲洗患处)

【来源】

《医宗金鉴》。

【功效与主治】

功效活血祛瘀,治疗粉刺、酒糟鼻、白癜风等。

【临证应用】

(1)大黄为寒药,硫黄为热药,两者相须为用,与一般“寒者热之,热者寒之”的治疗不同,故名“颠倒散”。

(2)临床常加入1%~2%樟脑或薄荷脑配制为洗剂外洗用。

砒枣散

【组成】

红信石 红枣

(红信石0.9克,红枣30克。将红枣去核入信石火煅存性,去火气研细末,入冰片3克,再研和均匀,外涂用)

【来源】

《外科方外奇方》。

【功效与主治】

功效蚀腐肉,治疗牙疳,见牙龈破溃流脓者。

【临证应用】

(1)临床常用局部覆盖病灶的方法治疗走马牙疳。

(2)临床可连续外敷 7 ~ 10 天(每日 1 次)后改用桃花散外敷,治疗皮肤鳞状细胞癌。

二味消风散

【组成】

蝉衣　薄荷

【来源】

《景岳全书》。

【功效与主治】

治疗皮肤瘙痒症、风疹块(荨麻疹)。

【临证应用】

(1)施今墨老先生常与过敏煎合用,配伍银柴胡、防风、乌梅、甘草治疗过敏性疾病。

(2)临证变通加味,或加防风、荆芥祛风止痒;或加苍术、苦参燥湿止痒;或加当归、生地养血止痒;或加白蒺藜、白矾镇静止痒;或加葛根、天麻解毒止痒。

(3)临证常合用五味消毒饮治疗放化疗引起咽喉炎兼有表热证者;合用止咳散治疗肺癌兼有风热表证者,效佳。

(4)近代名医张锡纯先生、善用本方治疗各种风热表证初起。

二黄汤

【组成】

黄连　黄芩

【来源】

《医宗金鉴》。

【功效与主治】

功效清热泻火解毒,治疗上焦火旺,头面肿大,目赤肿痛,咽喉肿痛,口耳唇舌热盛生疮。

【临证应用】

(1)临证常与五味消毒饮,黄连解毒汤合用,加减化裁,治疗火毒痈肿疔毒。

(2)血热吐衄:《金匮要略》泻心汤;大黄、黄连、黄芩,治热邪迫血妄行,吐血,衄血者。

(3)《伤寒论》中半夏泻心汤诸类方,用二黄汤以泻热消痞,《圣济总录》黄芩汤,用本方治蛊毒痢,如鹅肝,腹痛不可忍,《伤寒论》葛根芩连汤,用本方清泻里热,治身热下痢。

黛蛤散

【组成】

青黛　蛤壳

【来源】

《卫生鸿宝》。

【功效与主治】

主治肝火犯肺引起的头晕耳鸣，咳嗽不已，咽喉不利，胸胁作痛等症。

【临证应用】

（1）临床与半夏厚朴汤合用，治疗梅核气肝火上犯之证。
（2）临床与泻白散合用，治疗肺热较重者。
（3）痰热较重，临床与瓜蒌仁、黄芩等配用。
（4）《医学入门》用本方与黄芩、神曲治疗痰积泄泻。
（5）本方亦常用于痰热较重的淋巴瘤患者，效果良好。

二母散

【组成】

川贝母　知母

【来源】

《和剂局方》。

【功效与主治】

治疗阴虚咳嗽。

【临证应用】

(1)临证常合生脉散加白英治疗肺癌阴虚咳嗽,甚效。

(2)《症因脉治》用二母散与天冬、麦冬同用,治肺热燥咳,少痰,《验方新编》配伍茯苓、桃仁、党参治疗产后咳嗽,临床常用与鱼腥草、芦根、薏苡仁等同用治疗肺痈咳吐脓痰。

紫菀散

【组成】

阿胶　紫菀

【来源】

《张氏医通》。

【功效与主治】

治疗咳唾咯血虚劳肺痿。

【临证应用】

临证合白前、白英、百部、百合治疗肺癌咳不止;加三七粉、太子参疗虚劳咳,甚效;加炙麻黄、米壳,治刺激性咳嗽。

葶苈大枣泻肺汤

【组成】

葶苈子　大枣

【来源】

《金匮要略》。

【功效与主治】

治疗痰涎壅盛,咳喘胸满,或面目浮肿等症。

【临证应用】

(1)临证合三子养亲汤,疗肺癌痰喘胸水,胸腔痞满,不思饮食,确有良效。

(2)仲景用本方治疗肺痈喘不得卧及支饮不得息者。

(3)幸良诠用本方加枳实治疗充血性心力衰竭,疗效满意。

(4)葶苈子用量宜先重后轻,后以泽漆汤化裁收功。

青娥丸

【组成】

补骨脂　胡桃肉

【来源】

《太平惠民和剂局方》。

【功效与主治】

治疗肾虚腰痛如折,俯仰不利,转侧难眠。

【临证应用】

(1)清・王泰林《王旭高医书六种》,青娥丸治疗肾虚腰痛,古人云黄柏无知母,破故纸无胡桃仁,犹水母之无虾也(水母,海蛇也)。

(2)临证用青娥丸加地骨皮、续断、桑寄生、蜈蚣治疗骨癌疼痛甚效。

枳术丸

【组成】

枳实　白术

【来源】

《脾胃论》。

【功效与主治】

健脾消食、行气化湿。用于脾胃虚弱,食少不化,脘腹痞满。

【临证应用】

(1)张洁古以白术60克,枳实30克,组方名枳术丸。治胃虚湿热,饮食壅滞,心下痞闷等症。

(2)《医宗金鉴》语:“枳实破结气,白术除水湿;李杲以术为主,然一缓一急,一补一泻,其用不同,只此多寡转换之间。”

(3)《张氏医通》云："金匮治水肿，心下如盘，故用汤以荡涤之；东垣治脾失健运，故用丸以缓消之，二方各有深意，不可移易。汤丸之别明。"

(4)《本草崇医》云："凡欲补脾，补用白术，凡欲运脾，运用苍术，欲补运相兼，则相兼而用，如补多运少，则白术多而苍术少，运多补少，则苍术多而白术少。"

(5)临证每遇胃虚积滞，饮食不纳，合用焦三仙；若午后腹胀者，合小乌附汤（乌药、香附）行气消胀。

白茯苓汤

【组成】

茯苓　白术

【来源】

《景岳全书》。

【功效与主治】

治疗湿热泄泻，或伤食泄泻。

【临证应用】

(1)张元素《医学启源》以茯苓、白术为君治疗水泻。

(2)《医方考》："脾胃者，土也。土虚则不能四布津液，水谷常留于胃而生湿矣。经曰：湿盛则濡泻。故知水泻之疾，原于湿也。白术甘温而燥，甘则入脾，燥则胜湿；茯苓甘温而淡，温则益脾，淡则渗湿，土旺湿衰，泻斯止矣。"

(3)临证治疗食入即泻，常合车前子甚效。

(4)临床与四君子汤,葛根芩连汤合用治疗放射性肠炎兼有脾虚夹湿者。

左金丸

【组成】

黄连　吴茱萸

【来源】

《丹溪心法》。

【功效与主治】

治疗肝经火郁,吞吐酸水,左胁作痛,少腹筋急为疝。

【临证应用】

(1)北宋《太平圣惠方》中黄连、吴茱萸按1∶1比例配伍,主治虚寒型下痢水泄。黄连、吴茱萸各等份,张景岳命名为黄连丸。用于治疗肠红便血(大便出血)、痔疮肿痛等症,还用于治疗肝火胁肋刺痛,或发虚热。

(2)临证治疗肝经火郁,大便出血,痔疮肿痛,黄连、吴茱萸按6∶1的比例组成。治疗虚热性下痢,水泻两者都按1∶1的比例伍用。

(3)临证常与乌贝散合用治疗肝火犯胃,胃酸过多,伴有呕吐的胃癌患者。

柿蒂汤

【组成】

丁香　柿蒂

【来源】

《济生方》。

【功效与主治】

治疗胸满呕吐，呃逆不止。

【临证应用】

(1)清·黄宣绣《本草求真》说："柿蒂味苦性平，虽与丁香同为止呃之味，然一辛热而一苦平，合用深得寒热兼济之妙。如系有寒无热，则丁香在所必用，不得固执从治，必当佐以柿蒂。有热无寒，则柿蒂在所必需，不得泥以兼济之必杂以丁香。是以古人用药，有合数味而见效者，有单用一味而见效者，要使药与病对，不致悖谬而枉施耳。"

(2)临证多用于寒热错杂，以寒为主的呃逆，若干呕者重用陈皮，若热呕者重用竹茹，若寒重者加党参、生姜。

(3)临证常用本方合用旋覆代赭石汤治疗化疗所致的嗳气呕吐，有良效。

倒换散

【组成】

大黄　荆芥穗

【来源】

《宣明论方》。

【功效与主治】

治疗癃闭,大小便不通,少腹急痛,肛门肿痛。

【临证应用】

(1)临证加浮萍、僵虫治疗头面肿痛;加晚蚕沙、冬瓜仁治疗肛门脓肿。

(2)《医方大成》用本方治疗咽喉肿痛,痈肿疮疖。

(3)《东医宝鉴》加防风治风热眩晕。

(4)《医方类聚》加防风、川芎治疗头目眩晕。

(5)小便不通大黄减半,大便不通荆芥穗减半,二药混合为末,每服10克。

半硫丸

【组成】

半夏　硫黄

【来源】

《太平惠民和剂局方》。

【功效与主治】

功能温肾逐寒,通阳泄浊。用于治疗虚冷秘,寒湿久泻,阳虚呃逆。

【临证应用】

(1)临证每遇大便不爽黏腻属寒湿者,合晚蚕沙;习惯性便秘者合火麻仁、郁李仁。

(2)本方药温热性燥,与济川煎之温润通便不同,若阳虚较重,二者可合用之以增强温阳通便之功。

香连丸

【组成】

木香　黄连

【来源】

《太平惠民和剂局方》。

【功效与主治】

治疗湿热痢疾,脓血相兼,里急后重等症。

【临证应用】

(1)香连丸为治痢疾的常用方,黄连厚肠止痢,木香调气行滞,此即金代刘河间所谓:“行血则便脓自愈,调气则后重自除”之意。

(2)临证时,上焦气滞合郁金,中焦气滞合厚朴,下焦气滞合台乌,肝郁气滞合川楝子、佛手,赤白下痢合益元散。

椒术丸

【组成】

花椒　苍术

【来源】

《素问病机气宜保命集》。

【功效与主治】

治疗飧泻,恶痢久不愈者。

【临证应用】

(1)清·叶天士《本草经解》:“花椒同苍术醋糊丸,治飧泄不化。”

(2)临证合鸡冠花用以治疗妇女下焦虚寒白带清稀量多,带下腥臭加黄柏;食入即泻,腹部冷痛者合白茯苓汤、分水丹。

二神丸

【组成】

补骨脂　肉豆蔻

【来源】

《普济本事方》。

【功效与主治】

治疗脾胃虚寒，不思饮食，泄泻不止。

【临证应用】

(1)明·孙一奎用以治疗脾胃虚弱，不思饮食，服补药不效者。

(2)清·张璐以补骨脂、肉豆蔻各等份，治肾脏阳虚，五更泄泻。

(3)临证治疗虚冷泄泻，脾虚症状突出者，重用肉豆蔻佐以补骨脂，肾虚症状为甚者，重用补骨脂，佐以肉豆蔻。

(4)本方化裁，兼脱肛者，加黄芪、升麻，或与补中益气汤同用；兼气滞少腹痛者加茴香，木香；久泻不止者，加米壳，乌梅等。

赤石脂禹余粮湯

【组成】

赤石脂　禹余粮

【来源】

《伤寒论》。

【功效与主治】

治疗伤寒下痢不止。

【临证应用】

(1)《医宗金鉴》治疗久痢不止,大肠虚脱,服理中丸而下利更甚者。

(2)明·孙一奎以赤石脂、禹余粮各60克水煎服,治大肠腑发咳,咳而遗矢。

(3)张洁古云:"咳而遗失赤石脂禹余粮汤主之。"

(4)临证治迟发性肠炎、慢性痢疾、久治不愈者合乌梅丸化裁;久泻久痢脱肛者合补中益气汤加减;鸡鸣泻者合四神丸治疗。

水陆二仙丹

【组成】

金樱子　芡实

【来源】

《洪氏集验方》。

【功效与主治】

用于治疗肾虚所致的男子遗精白浊,女子带下诸证。

【临证应用】

临症遇妇科肿瘤伴有赤白带下者加鸡冠花;肠癌泻痢不止加槐米、仙鹤草;膀胱癌尿痛、尿血加琥珀、王不留行;遗尿者加益智仁、乌药。

苍术防風湯

【组成】

苍术　防风

【来源】

《阴证略例》。

【功效与主治】

治内伤冷饮,外感寒邪而出汗者。

【临证应用】

(1)明代医家孙一奎以苍术、防风,名苍术防风汤治水泻、飧泄、头痛、脉细等症,心下痞加枳实,小便不利加茯苓6克。

(2)张元素以苍术、防风为君,治疗胎漏。

(3)临症以苍防汤合芍药甘草汤治疗直肠癌肠激惹症。

(4)神术散,又名海连神术散,王氏以苍术,防风加味,共研末加入生姜,葱白水煎服。

二枳湯

【组成】

枳实　枳壳

【来源】

临床经验方。

【功效与主治】

枳实破气消结,泻痰除湿,枳壳破气消胀,开肠快膈。枳壳、枳实伍用,善行肠腹之气。

【临证应用】

(1)明·李士材说:"自东垣分枳壳治高,枳实治下;后世分枳壳治气,枳实治血。"二药参合,气血双调,上下同治,和气之力倍增。

(2)临证气虚便秘者,枳实倍枳壳,加当归、黄芪补气通便;气虚内脏下垂者,枳壳倍枳实,加升麻葛根提升中气。

桔梗枳壳湯

【组成】

桔梗　枳壳

【来源】

《赤水玄珠》。

【功效与主治】

治疗伤寒痞气,胸满欲绝。

【临证应用】

(1)孙一奎以桔梗、枳壳各90克,治诸气痞结胸满。

(2)施今墨先生配以薤白(行左)、杏仁(行右),调上下左右,谓调气汤,共行气消胀,散结止痛之功,治疗腹部胀满疼痛。

(3)临证加葶苈大枣泻肺汤,或甘遂半夏汤治疗癌性胸水有效。

(4)有报道用治梅核气、功能性失音。

香药丸

【组成】

香附　乌药

【来源】

《韩氏医通》。

【功效与主治】

治疗气逆便血不止。

【临证应用】

(1)临证通常用于治疗各种原因引起腹内积气,胀满不适,特别是午后腹胀者甚效,痢疾、直肠癌引起的里急后重均有效。

(2)临床常用此二味药治疗妇科肿瘤伴少腹或小腹胀痛者,临床效果显著。

金铃子散

【组成】

川楝子　延胡索

【来源】

《治法机要》。

【功效与主治】

治疗热厥心痛,或发或止,久不愈者。

【临证应用】

(1)通常用于肝郁有热的心腹疼痛,胁肋痛胀,郁证所致的周身不适及疼痛。

(2)临床常与芍药甘草汤、血府逐瘀汤、小活络丹合用治疗癌性疼痛伴有瘀血者。

良附丸

【组成】

高良姜　香附

【来源】

《良方集腋》。

【功效与主治】

治疗心口一点痛，及胃脘有滞或有虫。

【临证应用】

(1)明·孙一奎以高良姜、香附各等份名曰立应散。每服6克，治空痛气痛腹痛皆有效。

(2)临证用于胃癌、食管癌之寒痛、虚痛、胀痛及口流清涎。

木香槟榔丸

【组成】

木香　槟榔

【来源】

《卫生宝鉴》。

【功效与主治】

治疗下痢腹痛。

【临证应用】

(1)木香与槟榔伍用善治泻痢腹痛，里急后重，古人谓："行气则后重自除，活血则脓便自愈。"

(2)临证每遇肠癌术后结滞内停，气机不畅或肠激惹症，后重甚者，合芍药甘草汤有效。

艾附暖宫丸

【组成】

艾叶　香附

【来源】

《寿世保元》。

【功效与主治】

治疗子宫虚寒不孕,月经不调,肚腹时疼,胸膈胀闷,肢怠食减,腰酸带下等。

【临证应用】

(1)用于下焦虚寒的少腹冷痛,月经不调,带下清稀和肝郁气滞的胁肋疼痛。

(2)临证伍用阿胶、高良姜等治疗妇科肿瘤伴虚寒出血者。

三棱丸

【组成】

三棱　莪术

【来源】

《经验良方》。

【功效与主治】

治疗血滞经闭腹痛。

【临证应用】

(1)张锡纯谓:“三棱、莪术,若治陡然腹胁疼痛,由于气血凝滞者,可旦用三棱、莪术,不必以补药佐之;若治瘀血积久过坚者,原非数剂所能愈,必以补药佐之方能久服无弊……若与参、术、芪诸药并用,大能开胃增食,调血和血……用以治男子痃癖,女子癥瘕,月经不通,性非猛烈而建功甚速。其行气之力,又能治心腹疼痛、胁下胀疼,一切血凝气滞之症。”

(2)临证伍桂枝茯苓丸疗妇科肿瘤;配小柴胡汤治疗消化道肿瘤。

乳香心痛散

【组成】

乳香　没药

【来源】

《证治准绳》。

【功效与主治】

治疮肿疼痛。

【临证应用】

(1)张锡纯《医学衷中参西录》云:“乳香、没药二药并用,为宣通脏腑，流通经络之要药。故凡心胃胁腹肢体关节诸疼痛，皆能治之。又善治女子行经腹痛，产后瘀血作痛，月事不以时下……外用为粉以敷疮疡，能解毒消肿，生肌止痛。虽为开通之药，不至耗伤气血，诚良药也。”

（2）有人用此方化裁治疗宫外孕诸证。

（3）临证用本方合用青娥丸、蜈蚣散治疗骨癌疼痛和骨转移疼痛。

失笑散

【组成】

五灵脂　蒲黄

【来源】

《太平惠民和剂局方》。

【功效与主治】

治疗男女老少心痛，小肠疝气诸药不效者。

【临证应用】

（1）临床合当归芍药散治疗妇科肿瘤术后气血瘀滞腹痛者。

（2）临征常合蜈蚣散治疗胃癌疼痛甚效。

（3）朱良春常用此配伍治疗慢性萎缩性胃炎属阴虚木横者。

佛手散

【组成】

当归　川芎

【来源】

《普济本事方》。

【功效与主治】

治疗妊娠伤胎，难产，胎衣不下等症。

【临证应用】

（1）《医宗金鉴》谓："命名不曰归芎散而曰佛手散，谓此方治妇女胎前产后诸疾如佛手之神妙也。"

（2）明·张景岳："一名川芎汤，亦名当归汤，治产后失血过多，烦晕不省，并一切胎气不安，亦下死胎。"

（3）临证合蜈蝎散治疗脑瘤、鼻咽癌疼痛均有良效。

远志汤

【组成】

远志　菖蒲

【来源】

《圣济别录》。

【功效与主治】

治疗心经受病,神志不安。

【临证应用】

(1)《千金要方》加入龟板、龙骨名孔圣枕中丹。用于治疗心血虚弱,精神恍惚,心神不安,健忘失眠等症。

(2)临证常合温胆汤治抑郁症,对神经衰弱,失眠,记忆减退合甘麦大枣汤有良效。

(3)临证常与补阳还五汤,蜈蚣散等合用治疗脑胶质瘤。

百合知母湯

【组成】

百合　知母

【来源】

《金匮要略》。

【功效与主治】

治疗百合病,汗后津伤,虚热加重,心烦口渴者。

【临证应用】

(1)临床用治抑郁证,见精神恍惚,不能自制,心烦失眠,莫名所苦的"百合病"及肺癌肺阴虚,久咳或阴虚久嗽、痰中带血之证。

(2)《外台秘要》用本方加干姜治疗肠澼便溏脓血。

(3)临证配伍生地黄、石斛、玄参等治疗口疱属虚阳上越者,每获良效。

交泰丸

【组成】

黄连　肉桂

【来源】

《韩氏医通》。

【功效与主治】

治疗心肾不交,怔忡失眠。

【临证应用】

(1)临证合二夏汤(法半夏、夏枯草)治疗阴亏阳盛,阴阳不交的午后胸闷怔忡,入夜懊恼不眠之证,效果显著。

(2)张锡钝因此治疗痢疾,“方中黄连以治其火,肉挂以治其寒,二药等份并用,阴阳燮理于顷刻。”

二至丸

【组成】

女贞子、旱莲草。

【来源】

《证治准绳》。

【功效与主治】

治疗肝肾阴虚,症见口苦咽干,头晕目眩,失眠多梦,遗精体倦者。

【临证应用】

(1)临证合酸枣仁汤治疗阴血不足的失眠倦怠。

(2)临证用本方治疗妇科肿瘤、肝癌之阴虚血热出血者,效果明显。

秫米半夏湯

【组成】

半夏　秫米

【来源】

《内经》。

【功效与主治】

治疗胃不和,夜不得眠之症。

【临证应用】

(1)明·张景岳谓:“治久病不愈者神效。”秫米又指小米、黄米、糯米、高粱米。

(2)临证只要是秋季产的米均可,但以北方小米、高粱米最好,治疗胃病引起的失眠疗效最佳。

(3)临证常与酸枣仁汤、甘麦大枣汤治疗消化道肿瘤伴失眠烦躁者,效果显著。

蜈蚣散

【组成】

全虫、蜈蚣

【功效与主治】

治疗惊痫。

【临证应用】

(1)临证加土茯苓、钩藤治疗脑瘤以及转移性脑瘤引起的剧烈偏正头痛,以刺痛或抽痛为主者。

(2)胃癌疼痛用之,有良效。

(3)现广泛用于各种瘀血阻滞重症引起的各种病症,久治无效的疼痛,痹证,癫痫,惊搐等,疗效确切。

(4)每服1~1.5克,每日2次。

白金丸

【组成】

郁金　白矾

【来源】

《外科全生集·马氏试验药方》。

【功效与主治】

治疗痰阻心窍而致的癫痫痴呆,突然昏倒,口吐泡沫。

【临证应用】

(1)《医方考》白金丸,治疗失心癫狂。

(2)清·张石顽:治一妇患心疯癫十年,用郁金四两,佐明矾一两为丸,朱砂为衣,才服五十丸,心间如有物脱去,再服而苏,以郁金入心去恶血,明矾化顽痰,朱砂安神智故也。

(3)临证常合温胆汤治疗精神失常;合栀子豉汤治疗焦虑症;合甘麦大枣汤治疗神经衰弱;合百合知母汤治疗郁证身心疾病;合苍术、黄柏、茵陈、大黄治疗湿热黄疸及直肠癌下痢脓血。

二仙丸

【组成】

仙茅　淫羊藿

【来源】

上海曙光医院《中医方剂手册》。

【功效与主治】

治疗更年期综合征,更年期高血压,闭经以及其他慢性疾病属肾阴、肾阳不足而虚火上炎者。

【临证应用】

(1)常用此方合二至丸治疗妇科肿瘤化疗后月经紊乱或闭经

者。

(2)朱良春用此治疗风寒湿痹痛,慢性肝炎早期肝硬化等,证属肾阳不足者,疗效历历可稽。

(3)现临床常用于风湿性关节炎、类风湿性关节炎、席汉综合征,更年期综合征等。

参附湯

【组成】

人参　附片

【来源】

《妇人良方》。

【功效与主治】

功效回阳益气固脱。治疗元气大亏,阳气暴脱,症见手足逆冷,汗出,呼吸微弱,脉细微。

【临证应用】

(1)临证每遇气阴两虚之证,常与参附、姜附、参麦合用收效甚捷。若鼻端有汗者可救,何也? 盖鼻梁应脾胃,互为表里,有胃气则生,无胃气则死。

(2)临证常用于休克,心力衰竭属心肾阳虚者,对大出血诸症呈血脱亡阳者亦有良效。

(3)常合四君子汤治疗恶性肿瘤阳虚者,亦用于晚期肿瘤病情危重的抢救。

姜附汤

【组成】

干姜　附子

【来源】

《伤寒论》。

【功效与主治】

治疗伤寒下后复发汗,昼日烦躁不得眠,夜间安静,不呕不泻,无表证,脉沉微,无大热者。

【临证应用】

(1)明代医家孙一奎以干姜 15 克,附子 10 克名曰姜附汤。治疗中风口痉,四肢绝直,失音不语,忽然晕倒,口吐泡沫,手足厥冷,或复烦躁兼阴证,伤寒大便利而发热者。

(2)临证常用于急慢性胃肠炎,心力衰竭,急性热病汗出过多,或大吐大泻后见阳气衰微或亡阳者。

(3)临证常用此方治疗各种晚期恶性肿瘤病情危重伴阳虚者。

二草丹

【组成】

车前草　旱莲草

【来源】

《杂病源流犀烛》。

【功效与主治】

清热利尿,凉血止血。治疗淋证及尿血等症。

【临证应用】

(1)常合琥珀治疗膀胱肿瘤引起的小便不利、尿血及膀胱灌注治疗后的小便不适症。

(2)临证凡因湿热下注或阴虚血热所致者均可用本方治疗。

(3)现代用于急慢性肾炎,急性泌尿系统感结石,泌尿系统、属湿热下注或阴虚血热者。

葵子茯苓散

【组成】

冬葵子　茯苓

【来源】

《金匮要略》。

【功效与主治】

利水通淋。用于治疗妊娠有水气,身重,小便不利,洒淅恶寒,起即头眩等症。

【临证应用】

(1)临证常合半边莲、益母草治疗各种肿瘤合并水肿。

(2)常用于湿热下注的热淋,石淋者,临证合八正散治疗泌尿系统肿瘤。

(3)通常用冬葵子500克,茯苓100克,共研细末,每服10克,日3次。

二海丸

【组成】

海藻　昆布

【来源】

《证治准绳》。

【功效与主治】

治疗气瘿(多因劳伤肺气又复被外邪所侵而成)。瘤体软而不坚,皮色如常,无寒热,随喜怒而增大缩小。

【临证应用】

临证用治各种瘰疬、痰核,治疗甲状腺瘤合清瘰丸;治疗乳腺增生合柴胡疏肝散;治疗子宫肿瘤合桂枝茯苓丸;治疗睾丸肿瘤合橘核、荔枝核;治疗卵巢囊肿合三棱煎等。

合欢蒺藜汤

【组成】

合欢皮　白蒺藜

【来源】

施今墨先生经验方。

【功效与主治】

功效补泻兼施，活血化瘀，软坚散结。治疗肝脾肿大疗效独特。

【临证应用】

常与三棱煎、小柴胡汤合用治疗消化道肿瘤。

杜仲丸

【组成】

杜仲　续断

【来源】

《校注妇人良方》。

【功效与主治】

治疗妊娠腰脊痛。

【临证应用】

(1)《本草纲目》云:“治妊娠胎动,两三月堕。”杜仲、续断各等份又名“千金保孕丸”,对习惯性流产,服此方解堕胎之患。

(2)临证合当归四逆汤治疗虚劳腰痛,特别是足跟疼痛;合青娥丸治疗骨转移疼痛。

二活汤

【组成】

羌活　独活

【来源】

《外台秘要》。

【功效与主治】

功效祛风胜湿,散寒止痛。治疗风寒湿痹。

【临证应用】

(1)唐·王寿以独活、羌活、松节各等份,用水煮过,每日空腹一杯,治历节风痛。

(2)明·李东垣说:“独活治风寒湿痹,酸痛不红,诸风掉眩,颈项难伸。”

(3)临证合青娥丸加杜仲丸、地鳖虫,治疗骨癌疼痛疗效显著。

木瓜汤

【组成】

吴茱萸　木瓜

【来源】

《直指方》。

【功效与主治】

治疗霍乱转筋,吐泻腹痛,疝气诸症。

【临证应用】

常合橘皮竹茹汤,或柿蒂汤,及旋覆代赭石汤随证化裁,治疗肿瘤病人化疗期间胃肠道反应。

芍药甘草汤

【组成】

白芍　甘草

【来源】

《伤寒论》。

【功效与主治】

治疗腿脚挛急,或腹中疼痛。

【临证应用】

(1)临床重用白芍60~120克,止痛止血疗效显著,也可用于肠激惹症。

(2)临证配伍柴胡、枳壳、香附、枳实等治疗肝气郁结或肝郁血虚所致的腹痛,胁痛;与附子、黄芩、栀子等同用,治疗四肢挛急疼痛;亦可用治赤白痢。

(3)常合失笑散,小活络丹,蜈蚣散等治疗各种肿瘤癌性疼痛,疗效甚好。

桑麻丸

【组成】

桑叶　黑芝麻

【来源】

《寿世保元》。

【功效与主治】

治疗肝经虚热,头晕眼花,久咳不愈,津枯便秘,风湿麻痹,肌肤甲错。

【临证应用】

(1)清·张璐云:"桑叶同黑芝麻蜜丸久服,须发不白,不老延年。"

(2)临证与七宝美髯丹合用治疗须发早白,尤其是肿瘤病人化疗后脱发、倦怠疗效显著。

二妙散

【组成】

苍术　黄柏

【来源】

《丹溪心法》。《世医得效方》名苍术散。

【功效与主治】

治疗湿热下注而致的筋骨疼痛或湿热下注带下,下部湿疮,肢体萎软无力等。

【临证应用】

(1)加白矾治疗阴囊湿疹溃疡,合四妙勇安汤治疗脱疽红肿热痛、溃烂腐败,疗效肯定。

(2)加牛膝,苡仁治疗湿热痿证;加白果、鸡冠花治疗妇科肿瘤带下臭秽。

白术散

【组成】

白术　黄芩

【来源】

《景岳全书》。

【功效与主治】

治疗妊娠伤寒内热等证。

【临证应用】

(1)朱丹溪称黄芩、白术为安胎圣药。芩术非能安胎者,而去其湿热而胎自安也,临证白术黄芩配伍善治妊娠恶阻,胎动不安等。

(2)常与杜仲、续断、桑寄生合用治疗习惯性流产。

(3)白术、黄芩炒用各10克。加香、枣水煎服,若阴证者不乎用。

第四部分

味　药

（一味药处方）

麻黄

【功效与主治】

功效宣肺,平喘,利水。主治风寒表实证。

【规定剂量】

1.5~9克(临证极量:30~100克)。

【古今论述】

(1)《名医别录》:"不可久服,令人虚"。

(2)《医学衷中参西录》:"陆九芝谓麻黄用数分,即可发汗,此以治南方之人则可,非所论于北方也。盖南方气暖,其人肌肤薄弱,汗最易出,故南方有麻黄不过钱之语。北方若至塞外,气候寒冷,其人之肌肤强厚,若更为出外劳碌,不避风霜之人,又当严寒之候,恒用至七八钱始得汗者。夫用药之道,贵因时、因地、因人,活泼斟酌,以胜病为主,不可拘于成见也。"

(3)梁氏认为,治疗风寒喘咳及痹痛等证,麻黄宜重用,《中华人民共和国药典》中对麻黄的剂量规定偏小。临床炙麻黄用量常在30克左右,多者一日用至45克;生麻黄用15~18克,疗效好,无毒性及不良反应[梁兴才.吉林中医药,1987,(4):31]。

(4)孙氏治疗支气管扩张咯血症,善用白果返魂汤,方中麻黄最大剂量用至每日30克,通过临床观察证实,麻黄大剂量应用的止血效果比常用剂量应用要好[孙逊等.江苏中医杂志,1981,(6):45]。

【临证应用】

(1)现代药理研究已证实,麻黄的发汗、平喘、中枢抑制等作用,均系大剂量应用时所产生的,同时,个体之间对麻黄存在着不同的敏感性和耐受性,这些结论可以为麻黄的超大剂量应用提供部分依据。此外,地理、气候和用药习惯也是决定麻黄超大剂量应用的因素。应该注意的是,麻黄超大剂量应用的适应证必须是风寒表实证,否则,都不应超大剂量应用,不然有大汗亡阳之虑。而且临床有因麻黄应用不当而引起急性中毒反应的报道,麻黄大剂量可能抑制心脏,引起心搏徐缓。发汗太过可能引起心动过速、期前收缩,血压升高等不良反应。

(2)生麻黄发汗之力较强,炙麻黄止咳平喘之效较佳,用于利水可冷服。外感风寒而无汗者,多配桂枝;表有寒而里有热者,多伍石膏;表有寒而里又阳虚者,多协同附子。

桂枝

【功效与主治】

功效解肌发汗,温经通脉。主治风寒表虚证。

【规定剂量】

3 ~9 克(临证极量:30 ~111 克)。

【古今论述】

(1)陈有明认为,桂枝剂量的大小不同,功效也有所不同。小剂量温阳通脉,和营;大剂量则可下气行瘀,补中。小剂量以 5 克为起始量,大剂量可用至 30 克[陈有明. 中医杂志,1994,35(11):

645]。

(2)熊永厚以桂枝汤治一例产后受凉,致全身麻木,手足拘挛,上肢为重的患者,方中桂枝剂量用 30 克,服药 2 剂后麻木减轻,续服 5 剂而痊愈,并认为桂枝温阳通络时须大剂量应用,才能散寒通经,使气血畅达[熊永厚. 吉林中医药,1983,(6):26]。

(3)湖北江淑安以《伤寒论》炙甘草汤原方治疗心悸脉结代证,提倡处方剂量宜大,方中桂枝剂量用 30 克,并另设小剂量对照组观察,结果证明大剂量组疗效明显优于小剂量对照组[江淑安. 四川中医,1984,(1):10]。

【临证应用】

(1)桂枝毒性极小,临床应用比较安全,可以根据病情的需要,选择超大剂量应用。比较成熟的经验是,当用桂枝温通经脉,下气行瘀时可大剂量用,剂量以每日 30 克左右为宜。

(2)桂枝与麻黄都能发汗,但麻黄发汗之力较大,桂枝发汗之力较缓,而长于温通经脉以止痛。外感风寒而无汗者,多配麻黄;有汗者,多配伍芍药。用于风寒湿痹而偏于湿者,多配白术;偏于寒者,多配伍附子;偏于风者,多协同防风。

细辛

【功效与主治】

功效发表散寒,温肺祛痰,祛风止痛。主治风寒感冒,头痛,牙痛,鼻塞鼻渊,风湿痹痛,痰饮喘咳。

【规定剂量】

1~3 克(临证极量:10~35 克)。

【古今论述】

(1)《本草别说》:"细辛,若单用末,不可过半钱匕,多即气闷塞,不通者死。"

(2)《本草经疏》:"细辛,其性升燥发散,即入风药,亦不可过五分,以其气味俱厚而性过烈耳。"

(3)《本草新编》:"细辛,止可少用,而不可多用,亦止可共用,而不能独用。多用则气耗而痛增,独用则气尽而命丧。"

(4)周玉朱临床善用超大剂量的细辛治疗某些疑难重病。用细辛30~35克配伍其他药物治疗慢性鼻炎,用药30余剂而愈;治疗关节炎、缩窄性心包炎,细辛剂量用至30~40克,均获显著疗效[周玉朱.安徽中医学院学报,1985,(3):32]。

(5)吕钟笑对细辛的剂量颇有研究,他提倡治外感风寒配麻黄,细辛用小剂量3~5克;治疗风寒束肺的咳嗽,配伍干姜、五味子,用中剂量8~10克;治络脉痹阻之各种痛证,用大剂量达15克[程润泉.中药通报,1988,13,(5):55]。

(6)何永田认为以细辛治疗痛证,小剂量无效,剂量增至15克方起效,部分患者需要用至30克始获良效[何永田.浙江中医杂志,1984,(2):70]。

【临证应用】

(1)关于细辛的剂量,是古今争论最多的问题之一。细辛用量过大或煎煮不当,都可以引起中毒。中毒表现为:轻者头痛头胀,恶心呕吐,汗出口渴,面色红赤,烦躁不安;重者可见颈项强直,瞳孔散大,呼吸急促,体温升高,血压上升,心率增快;严重者牙关紧闭,角弓反张,小便不通,神志昏迷,呼吸衰竭。

(2)中毒轻者可以绿豆煎汤,频频饮之。对呼吸抑制及衰竭者,应予吸氧及呼吸兴奋剂抢救。

(3)现代通过化学、制剂、药理、毒理及临床研究,已经获知细辛中所含有毒成分主要在其挥发油中。

①挥发油、浸取制剂的毒性大于水煎制剂。

②“细辛不过钱”之说是指散剂而言的,入汤剂的剂量完全不必遵此说,可以根据治疗的需要适当增大剂量。

③比较成熟的经验是,当以细辛温经止痛,治疗痛证、痹证等证时可以超大剂量应用,而当用以治疗表证时宜按常规剂量应用。

④细辛含有挥发油,具有镇静作用。

⑤可治神经痛、头痛、牙痛、疝痛、风湿痛、肌肉麻痹以及各种经久不愈的慢性疼痛。

防风

【功效与主治】

功效发汗,祛风,胜湿。主治感冒头痛,风湿痹痛,风疹瘙痒,破伤风。

【规定剂量】

4.5 ~9 克(临证极量:30 ~100 克)。

【古今论述】

(1)李杲“防风,治一身尽痛,随所引而至,乃风药中润剂也……钱仲阳泻黄散中倍用防风者,乃于土中泻木也。”

(2)《本草经疏》:“发散之药,焉可久服。”

(3)《本草正》:“然此风药之润剂,亦能走散上焦元气,误服久服,反能伤人。”

【临证应用】

(1)防风素有风药中润剂之美称,其药性平和,毒性极低。临床上比较成熟的经验是,当防风用于治疗破伤风、惊厥证时,可以超大剂量应用,剂量以每日 30 ~ 50 克为宜。

(2)防风善行全身,以祛风寒。温而不燥,药力缓和,故风寒、风热皆可配用。防风与荆芥同为祛风解表,但荆芥发汗之力较强,防风散湿之力较好。故凡外感风邪之病,二药常相须为用。

独活

【功效与主治】

功效祛风胜湿,发汗止痛。主治风寒湿痹,腰膝疼痛,少阴伏风头痛。

【规定剂量】

3 ~ 9 克(临证极量:45 ~ 115 克)。

【古今论述】

(1)王士福教授认为治痹证之秘在于重剂。对热痹如疼痛较重,舌苔白厚而滑者,在大剂白虎汤的基础上,加独活一味,剂量用至 60 克,即有镇痛之神功,且无不良反应。

(2)《本草正》:"专理下焦风湿,两足痛痹,湿痒拘挛。"现代研究,独活有抗炎、镇痛及镇静作用;对血小板聚集有抑制作用;并有降压作用,但不持久;所含香柑内酯、花椒毒素等有光敏及抗肿瘤作用。

(3)《本草经疏》:"独活,其主风寒所击金疮止痛者,金疮为风寒之所袭击,则血气壅而不行,故其痛愈甚,独活之苦甘辛温,能辟风寒,邪散则肌表安和,气血流通,故其痛自止也。奔豚者,肾之积,肾经为风寒乘虚客之,则成奔豚,此药本入足少阴,故治奔豚。痫与痉皆风邪之所成也,风去则痫痉自愈矣。女子疝瘕者,寒湿乘虚中肾家所致也,苦能燥湿,温能辟寒,辛能发散,寒湿去而肾脏安,故主女子疝瘕,及疗诸贼风、百节痛风无久新也。"

(4)《本草汇言》:"独活,善行血分,祛风行湿散寒之药也。凡病风之证,如头项不能俯仰,腰膝不能屈伸,或痹痛难行,麻木不用,皆风与寒之所致,暑与湿之所伤也;必用独活之苦辛而温,活动气血,祛散寒邪,故《本草》言能散脚气,化奔豚,疗疝瘕,消痈肿,治贼风百节攻痛,定少阴寒郁头疼,意在此矣。"

【临证应用】

(1)独活具有较低的毒性,临床超大剂量应用时,应从小剂量开始,逐渐增加剂量。当用于风寒痹痛证时,可以超大剂量应用,剂量以每日30~50克为宜。

(2)羌活多用于风寒湿痹而偏于头、项、肩、臂者,独活多用于风寒湿痹而偏于腰、膝、腿、足者。二者同用,可治一身尽痛。

柴胡

【功效与主治】

功效和解退热,疏肝解郁,升举阳气。主治感冒发热,寒热往来,胸胁胀痛,月经不调,子宫脱垂,脱肛。

【规定剂量】

3~9克(临证极量:30~250克)。

【古今论述】

(1)《药品化义》:“柴胡,性轻薄,主升散,味微苦,主疏肝。若多用二、三钱,能祛散肌表……若用三、四分,能升提下陷,佐补中益气汤,提元气而左旋,升达参芪以补中气。”

(2)郭氏认为,治疗少阳证发热,用柴胡 30 ~ 80 克退热效果极佳。孙氏也指出“柴胡退热必须用大剂量,非一两以上不为功。”[胡烈.南京中医学院学报,1993,9(2):7]。

(3)李培英指出,柴胡和解退热剂量可用 20 ~ 30 克;而升阳举陷只需用 3 ~ 6 克。其观点与《药品化义》的主张相同[胡烈.南京中医学院学报,1993,9(2):7]。

【临证应用】

(1)柴胡毒性较低,在治疗外感和内伤热证时,有时可以超大剂量应用,剂量以 30 ~ 50 克为宜。但是口服超大剂量柴胡制剂时,80% 可以引起深睡,17% 反而睡眠不安,白天出现嗜睡,工作效率降低。并出现食欲减退,腹胀现象。此外,柴胡注射剂肌肉注射有出现过敏反应的报道。控制柴胡毒性及不良反应时首先应该注意控制剂量,出现不良反应时,立即停药;其次,应该严格控制所用药材的品种,有一种大叶柴胡的毒性较《中华人民共和国药典》收载的两种柴胡明显大,其中含有中枢兴奋作用的毒性成分。

(2)凡有口苦见证的,皆可用之,但血压高者忌用。

葛根

【功效与主治】

功效解肌退热,透发痘疹,生津止渴。主治外感发热头痛、项背强痛,口渴,消渴,麻疹不透,热痢,泄泻;高血压颈项强痛。

【规定剂量】

9～15克(临证极量:45～115克)。

【古今论述】

(1)张元素:"不可多服,恐损胃气。"

(2)《药品化义》:"葛根,辛主上升,甘主散表,若多用二、三钱。能理肌肉之邪,开发腠理而出汗……若少用五、六分,治胃虚热渴,酒毒呕吐,胃中郁火,牙疼口臭。"

【临证应用】

(1)葛根无明显毒性,并可入食用。比较成熟的经验是在治疗冠心病、早搏、高血压病、突发性耳聋、内耳性眩晕及中风后遗症等病症时,可以超大剂量应用,剂量一般为每日45～60克。

(2)葛根性凉质轻,善解肌退热,凡邪郁肌表,身热不退,不论口渴或不渴,有汗或无汗,皆可应用。

升麻

【功效与主治】

功效发表透疹,解毒,升阳举陷。主治风热头痛,齿痛,口疮,咽喉肿痛,麻疹不透,阳毒发斑;脱肛,子宫脱垂。

【规定剂量】

3～9克(临证极量:10～60克)。

【古今论述】

(1)《本草新编》:"夫升麻之多用者,发斑之症也……升麻可多用至五钱,少则四钱、三钱,断不可止用数分与一钱已也。"

(2)方药中教授治疗病毒性肝炎时,擅长超大剂量应用升麻,取其解毒之功,当用量增至每日45克时,疗效好,无毒性及不良反应[史宇广等.当代名医临证精华,肝炎肝硬化专辑.中医古籍出版社,1988:125]。

【临证应用】

(1)升麻具有一定的毒性,有人应用大剂量升麻后出现头痛、震颤、四肢强直性收缩,阴茎异常勃起;升麻碱能使皮肤充血,直至形成溃疡,内服引起胃肠炎,严重时可发生呼吸困难,谵妄等不良反应。超大剂量应用具有中毒的可能性。比较成熟的临床经验是当以升麻清热解毒时,可以超大剂量应用,适用于流感、腮腺炎、麻疹、梅毒、病毒性肝炎,鼠疫等病症,《金匮要略》中升麻鳖甲汤中升麻的超大剂量应用,可视为这方面应用的先河。

(2)升麻解毒作用最强,多用于具有传染性之热证,对于睾丸炎及子宫附件炎,亦有较好的止痛作用。柴胡善清胆经之热,而升麻善清胃经之热。

大黄

【功效与主治】

功效攻积导滞,泄热凉血,逐瘀通经。主治实热便秘,积滞腹痛,泻痢不爽,湿热黄疸,血热吐衄,目赤,咽肿,肠痈腹痛,痈肿疔疮,瘀血经闭,跌打损伤,外治水火烫伤;上消化道出血。

【规定剂量】

3~30克(临证极量:30~250克)。

【古今论述】

(1)《瘟疫论》:"吴又可治疗疫证,大黄用至一两五钱"。

(2)《吴鞠通医案》:"治疗阳毒,用大黄十斤煎汤十斤,放量陆续饮之。"

(3)《医学衷中参西录》:"大黄之力虽猛,然有病则病当之,恒有多用不妨者。是以治癫狂其脉实者,可用至二两。治疗疔毒之毒热甚盛者,亦可用至两许。盖用药以胜病为准,不如此则不能胜病,不得不放胆多用也。"

(4)当代名医焦东海擅长超大剂量应用大黄,其治急性胰腺炎,用单味大黄,一天内大黄用量最多达250克[焦东海.新医学杂志,1978,(11):33]。

(5)吕天俊等治疗急性、慢性骨髓炎,大黄每剂用量至120克,疗效好,无不良反应[吕天俊等.首届国际大黄学术讨论会论文摘要集.1990:14]。

【临证应用】

(1)大黄为常用中药,生药毒性较低,在下述几种情况下可以超大剂量应用:①危重急症,如肠梗阻、急性黄疸性肝炎、急性出血热、热实狂躁等证。②对大黄具有一定耐受性的患者。③单味应用,或用于食疗时。值得注意的是,大黄超大剂量应用的疗程不宜长,应该做到中病即止,不可久用,否则会引起肝脏病变和电解质的紊乱。

(2)本品生用泻下力强,制用泻下力缓;酒制善清上部火热,炒炭功能化瘀止血,可随病情使用。入煎剂不宜久煎,一般宜后下微煎,或开水泡汁冲服。孕妇或妇女行经期间忌用,体弱者慎用。大黄、芒硝,都是攻下药,但大黄偏于泄热,而芒硝偏于软坚,二药并用,可以增强泄热通便之功。

石膏

【功效与主治】

功效清热泄热,生津止渴。主治外感热病,高热烦渴,肺热喘咳,胃火亢盛,头痛,牙痛。

【规定剂量】

15～60克(临证极量:70～310克)。

【古今论述】

(1)《本草纲目》:"王焘《外台秘要》治骨蒸劳热久嗽,用石膏之如束针者一斤,粉甘草一两,细研如面,日以水调三四服,言其无毒有大益,乃养命上药,不可忽其贱而疑其寒……广济林训导年五十,病痰嗽发热,或令单服石膏药至一斤许,遂不能食,而咳益频,病益甚,遂至不起,此盖用药者之瞀瞀也,石膏何与焉。"

(2)《医学衷中参西录》:"石膏,凉而能散,有透表解肌之力。外感有实热者,放胆用之,直胜金丹……余用生石膏以治外感实热,轻症亦必至两许;若实热炽盛,又恒重用至四、五两或七、八两,或单用或与他药同用,必煎汤三、四茶杯,分四、五次徐徐温饮下,热退不必尽剂。如此多煎徐服者,欲以免病家之疑惧,且欲其药力常在上焦中焦,而寒凉不至下侵至滑泄也。"

(3)《医学衷中参西录》转《鼠疫新编》载:"李健颐之鼠疫,恒放胆重用生石膏,有一剂而用至八两者,有治愈一证而用至二斤强者,可为有胆有识。”

(4)《医学衷中参西录》转载:“明李士材治阳极似阴证,乃以生石膏三斤煎汤三碗作三次服;《笔花医镜》载江涵暾治一时疫发斑案,共用生石膏十四斤,其斑始透;吴鞠通治一例误服补阳药致面赤,脉洪数,小便闭,身重不能转侧者,每剂药中重用生石膏半斤,日进一剂,服至三月后,始收全功。”

(5)王士福教授治疗热痹证,善用白虎汤加减,若热盛,脉洪大者,提倡重用生石膏,少则120克,多则250克。其经验系从《吴鞠通医案》中治姓赵者太阳痹案得出启示,该案中生石膏剂量用至六两[史宇广等.当代名医临证精华痹证专辑.中医古籍出版社,1988:21]。

(6)1958年石家庄地区治疗乙脑的重要经验之一,是在白虎汤中应用大剂量石膏,剂量用至200克以上。其目的是截断热毒之势,有效地保护脑组织因高热引起的损害[胡烈.南京中医学院学报,1993,9(2):7]。

(7)当代名医乔玉川治疗精神分裂症时,提倡超大剂量用药,如生石膏一次用量达150~310克,生大黄一次用量达62克,芒硝一次用量达45克以上[乔玉川.上海中医药杂志,1984,(10):12]。

【临证应用】

石膏的超大剂量应用古籍均有报道,经验比较成熟,临床应用较多见。应该注意的是:

(1)适应证必须为实热炽盛之证;

(2)严格掌握超大剂量应用生石膏的煎制法,必须以武火煎透;

(3)中病即止,不可久服,以免引起变证。

天花粉

【功效与主治】

功效清热化痰,生津止渴,消肿排脓。主治热病烦渴,肺热燥咳,内热消渴,疮疡肿毒。

【规定剂量】

10~15克(临证极量:30~120克)。

【古今论述】

《本草经疏》:"脾胃虚寒作泄者勿服。"

【临证应用】

(1)天花粉的毒性较低。古今较成熟的经验是用于治疗消渴时,有超大剂量应用。但是现代药理研究未证实其有降糖作用,相反有升高血糖作用。而临床上单味天花粉或以天花粉为主药的复方,对糖尿病却具有良好的降糖作用,其机制有待于进一步的研究。

(2)天花粉含有淀粉及皂甙,多用于生津止渴。

生地黄

【功效与主治】

功效滋阴凉血。主治热病舌绛烦渴,阴虚内热,骨蒸劳热,内热消渴,吐血,衄血,发斑发疹。

【规定剂量】

9～15克(临证极量:30～250克)。

【古今论述】

(1)《医学衷中参西录》:“地黄大能滋阴养血,大剂服之,使阴血充足,人身之元阳之气,自不至上脱下陷也。”

(2)陈泽霖教授治疗红斑狼疮,善用具有补肾阴兼有凉血作用的生地,用量较大,一般用90～120克,配合山药15克,甘草9克以减少生地引起的腹泻等不良反应[陈泽霖.中医杂志,1985,26(1):12]。

(3)姜春华教授在其“治痹方”中,运用大剂量的生地(60克),一则发挥激素样作用,二则制诸大辛大温祛风湿药之性,防止温燥太过而伤阴[朱炳林.湖北中医杂志,1986,(1):16]。

【临证应用】

(1)生地黄毒性极低。古今超大剂量应用比较普遍,无论是实热证还是阴虚内热证均有超大剂量应用,以发挥其清热凉血、滋阴生津之功。剂量以30～100克为宜,剂量太大会引起腹泻,且脾胃虚弱,素体阳虚者不宜超大剂量应用。

(2)鲜地黄与干地黄,均能养阴凉血。但鲜地黄长于清热生津,干地黄长于养阴。故凡急性热病以鲜者为好;慢性阴虚血少之证,以干者为宜。

玄参

【功效与主治】

功效养阴生津，泻火解毒。主治热病伤阴，舌绛烦渴，温毒发斑，津伤便秘，骨蒸劳嗽，目赤，咽痛，瘰疬，白喉，痈肿疮毒。

【规定剂量】

9～15克（临证极量：30～60克）。

【古今论述】

（1）《医学衷中参西录》："至滋阴清胃汤中重用玄参，亦必须以四物汤中归、芍辅之，此所谓小心放胆并行不悖也……又外感大热已退，其人真阴亏损，舌干无津，胃液消耗，口苦懒食者，愚恒用玄参两许，加潞党参二、三钱，连服数剂自愈。"

（2）陈国德将玄参用于白喉的治疗，提倡大剂量应用，一剂用至30克[陈国德等. 福建中医药，1964，(5)：1]。

（3）王景春治疗中医辨证为热毒型的血栓闭塞性脉管炎时，提倡超大剂量应用清热凉血作用的玄参，其常用至每剂50克，临床观察证实，超大剂量的玄参对消除局部红肿，促进溃口愈合有良好的效果[王景春. 辽宁中医杂志，1991，18(11)：20]。

【临证应用】

（1）玄参临床应用安全性极高。对中医辨证为实热入营血证、阴虚血热证均可以超大剂量应用，一般以每日30～50克为宜。

（2）玄参与地黄均能养阴生津，但玄参长于解毒消肿，多用于急性咽喉肿痛。

金银花

【功效与主治】

功效清热解毒。主治痈肿疔疮,喉痹,丹毒,热毒血痢,风热感冒,温病发热。

【规定剂量】

6~15克(临证极量:30~120克)。

【古今论述】

(1)《本草正》:"金银花,善于化毒,故治痈疽,肿毒,疮癣,梅毒,风湿诸毒,诚为要药。毒未成者能散,毒已成者能溃,但须倍加,或用酒煮服,或捣汁搀酒顿服,或研烂拌酒厚敷。若治瘰疬、上部气分诸毒,用一两许,时常煎服极效。"

(2)金银花用于治疗农药中毒时,每剂剂量可以用至62.5~93.75克,配合明矾、大黄、甘草煎服,一日可以用2剂[江苏新医学院. 中药大辞典. 上海科学技术出版社,1986:1404]。

(3)王晋源以辛凉解表法治疗再生障碍性贫血发热证,重用金银花,每剂用至30克,配合其他辛凉解表药,每4~6小时服药一次,对体温恢复正常有特效[王晋源等,陕西中医,1982,3(5):17]。

(4)陈宝池治疗急性阑尾炎,中医辨证为毒热型者,重用金银花、蒲公英、紫花地丁各50克,并配合西药对症治疗,取得了较好的疗效[陈宝池等. 新中医,1981,(3):35]。

(5)张攸安以清脓汤治疗术后腹腔残余脓肿,方中以金银花为主药,每剂用至50克,共治疗20例,除1例因腹腔遗有死蛔虫,

1例自行出院终止治疗外,其余全部治愈。服药3剂,治愈3例;服药5剂,治愈7例;服药7剂,治愈8例[张攸安.湖南中医杂志,1987,(2):15]。

(6)韩氏治疗血栓闭塞性脉管炎时,善超大剂量应用金银花,无论热毒型,还是气血两虚型、虚寒型、瘀滞型,均提出大剂量应用金银花,少则每剂90克,多则每剂120克,取得较好的疗效[韩臣子.北京中医,1990,(1):3]。

【临证应用】

(1)金银花毒性极低,临床治疗实热证、痈肿疮毒证时均可以超大剂量应用,剂量范围以30~100克为宜。

(2)其藤为忍冬藤,功用与花略同而稍次,但能清经络之风热,止经络之疼痛。银花炭,可用于痢疾、水泻等病证。

连翘

【功效与主治】

功效清热解毒,消肿散结。主治痈疽,瘰疬,乳痈,丹毒,风热感冒,温病初起,温热入营,高热烦渴,神昏发斑,热淋尿闭。

【规定剂量】

6~15克(临证极量:20~50克)。

【古今论述】

(1)《本草通玄》:"久服有寒中之患。"

(2)《医学衷中参西录》:"连翘诸家皆素言其发汗,而以治外感风热,用至一两,必能出汗,且其发汗之力甚柔和,又甚绵长。曾治一少年风温初得,俾单用连翘一两煎汤服,彻夜微汗,翌晨病若失。”

【临证应用】

(1)连翘毒性较小,临床应用比较安全。对热毒重症,局部循环障碍诸症,均可超大剂量应用,剂量以20~50克为宜。

(2)银花、连翘作用大体相同,但仅银花可用于痢疾、水泻,连翘则多用于瘰疬、结核。

板蓝根

【功效与主治】

功效清热解毒,凉血利咽。主治温毒发斑,舌绛紫暗,痄腮,喉痹,烂喉丹痧,大头瘟疫,丹毒,痈肿。

【规定剂量】

9~15克(临证极量:50~60克)。

【古今论述】

(1)熊氏认为本品治疗暑温发热之症,单用有效,但用量必须在60克以上,也可以配伍大青叶、生石膏、黄芩、水牛角、金银花、连翘等清热解毒药,疗效更好[熊辅信.临床中药辞典.云南科学技术出版社,1988:71]。

(2)杨氏治疗乙脑中医辨证为热入营血型者,提倡大剂量使用板蓝根,遵循吴鞠通“透热于气分”之古训,用量达每日60克[江西中医药,1982,(3):17]。

(3)何光荣治疗急性黄疸性肝炎时,发现大剂量的板蓝根、茵陈具有很好的退黄作用,大剂量作用比常用剂量作用要强,每剂板蓝根剂量用至 50 克,茵陈剂量用至 100 克[何光荣等. 吉林中医药,1986,(5):14]。

【临证应用】

(1)板蓝根毒性极低,在各类传染病的急性期,均可超大剂量应用,如脑膜炎、肺炎、肝炎、出血热等,剂量以每日 50 ~ 60 克为宜。对个别有过敏体质患者,应严格控制剂量。

(2)大青叶、板蓝根、青黛,三者功用相似,但大青叶凉血消斑力大,多用于温病、丹毒及多种急性热性传染病;板蓝根多用于咽喉肿痛,近年多用于各种病毒性感染;而青黛泻肝火之力强,多用于口腔炎及小儿高热惊风之证。

蒲公英

【功效与主治】

功效清热解毒,消痈散结。主治疔疮肿毒,乳痈,瘰疬,目赤,咽痛,肺痈,肠痈,湿热黄疸,热淋涩痛。

【规定剂量】

9 ~ 15 克(临证极量:30 ~ 120 克)。

【古今论述】

(1)《本草经疏》:"蒲公英味甘平,其性无毒。当是入肝入胃,解毒凉血之要药……故主妇人乳痈肿乳毒,并宜生啖之良。"

(2)《本草新编》:"蒲公英亦泻胃火之药,但其气甚平,既能泻火,又不损土,可以长服久服而无碍。凡系阳明之火起者,俱可大剂量服之,火退而胃气自生。但其泻火之力甚微,必须多用,一两,少亦五、六钱,始可散邪辅正耳。”

(3)治疗急性阑尾炎,用大剂量蒲公英,每剂用至60克,并且对病重者,一日服药2剂。蒲公英每日最大剂量用至120克[朱日升. 江西中医药,1988,(2):29]。

(4)以大剂量蒲公英为主治疗慢性骨髓炎合并死骨,每剂用至50克,取得了较好的疗效[王衍全. 河南中医,1986,(4):12]。

【临证应用】

(1)蒲公英口服几乎无毒,在日本已将其列入食品范围,并有蒲公英做的咖啡出售。对各类感染性疾患,大剂量应用该品,具有很好的抗菌、消炎、退热作用,超大剂量以每日50~60克为宜,大剂量应用时,偶见有胃肠道反应。

(2)本品清热消肿的作用很强,故常用治乳痈,单用亦有效。多配伍地丁、银花、连翘、桔梗、牛蒡子等,以治痈疽肿毒。内服外用,皆有良效。

白花蛇舌草

【功效与主治】

功效清热解毒,行瘀利水。主治肠痈(阑尾炎),疮疖肿毒,湿热黄疸,小便不利等症;外用治疮疖痈肿,毒蛇咬伤。

【规定剂量】

15~30克(临证极量:50~150克)。

【古今论述】

(1)治疗癌症,有报道用超大剂量的白花蛇舌草,一般每剂用至100克。黄芪抗癌汤中以大剂量的白花蛇舌草和生黄芪为主药,剂量均用至100克,配合其他中药,临床观察,连续服药150余剂,未见有明显的毒性及不良反应,并且取得较好的疗效,所治患者中已有存活5年以上者[柳兰城. 四川中医,1990,8(7):20]。

(2)有报道治疗各类急性感染性疾病时,应用超大剂量的白花蛇舌草,每剂一般用量在60克以上,必要时可用至120~150克,儿童逐减,均取得良好的疗效,并且无任何毒性及不良反应[王兴武. 四川中医,1988,(6):19]。

【临证应用】

(1)白花蛇舌草毒性极低,用于肿瘤及感染性疾病时,可以超大剂量应用,剂量以每剂50~100克为宜。

(2)本品作用与白头翁相似,故药店中常与白头翁相混。

土茯苓

【功效与主治】

功效清热解毒,利水除湿。主治湿热淋浊,带下,痈肿,瘰疬,疥癣,梅毒及汞中毒所致的肢体拘挛,筋骨疼痛。

【规定剂量】

15~60克(超大剂量:75~600克)。

【古今医论】

(1)新中国成立初期,国内以土茯苓为主,配合其他清热解毒利湿中药,治疗梅毒及隐性梅毒,其血清转阴率在90%上下。常用量是每日1.5~2两,亦有超大剂量应用至每日2~8两者,疗程有长达2个月的,未发现有毒性及不良反应(江苏新医学院. 中药大辞典. 上海科学技术出版社,1986:93]。

(2)郑州市中医院已故老中医罗忠贤治疗顽固性膝关节积液时,擅长重用土茯苓,取其解毒、除湿、利关节之功。超大剂量范围为120~240克,依病情轻重,体质强弱,服药耐受性等因素决定剂量大小。有连续超大剂量服药上百剂而没有毒性及不良反应。临床治验数十例,均获良效[阎崇文. 江苏中医杂志,1986,7(9):21]。

(3)高耀风治疗顽固性头痛,超大剂量应用土茯苓,最大剂量用至每日120克。治疗45例,结果显效17例,好转27例,无效1例,总有效率为97.8%[袁曙光等. 河北中医,1988,10(6):4]。

【临证应用】

(1)土茯苓毒性极低,药性平和。临床用以解毒、利湿时,可以超大剂量应用,剂量以每日100克左右为宜。

(2)土茯苓为治梅毒之专药,近年来也用于泌尿科感染及肿瘤、肝炎、胆囊炎、脉管炎、牛皮癣等病。

(3)服药期间忌饮茶。

白头翁

【功效与主治】

功效清热解毒,凉血消胀。主治热毒血痢,阴痒带下,阿米巴痢。

【规定剂量】

9~15克(临证极量:30~90克)。

【古今论述】

(1)《本草正义》:“轻用一钱至一钱五分,毒火甚,可用至四、五钱。”

(2)有报道治疗瘰疬,用单味白头翁,每日30克,水煎服,治疗数十例,疗效显著[谢自成.四川中医,1987,(11):33]。

【临证应用】

(1)白头翁超大剂量应用时,具有一定的毒性,主要是其中所含皂甙的溶血及心脏毒性作用所致。内服超大剂量的白头翁可能出现的中毒反应,首先有口腔灼热、肿胀等口腔炎症状,继而出现咀嚼困难,剧烈腹痛,腹泻排出黑色腐臭粪便,心跳快而弱,血压下降,循环衰竭,呼吸困难,瞳孔散大,严重者可于10余小时内死亡。因此该药超大剂量应用要慎重,应该注意最佳剂量的摸索,切忌盲目超大剂量应用。同时应该做到中病即止,不可长期超大剂量应用。

(2)本品对多种结核、癌症及疮痈,都有一定疗效。

黄连

【功效与主治】

功效清热燥湿,清心除烦,泻火解毒。主治湿热痞满,呕吐吞酸,泻痢,黄疸,高热神昏,心火亢盛,心烦不寐,血热吐衄,目赤,牙痛,消渴,痈肿疔疮;外治湿疹,湿疮,耳道流脓。

【规定剂量】

1.5~4.5克(临证极量:20~30克)。

【古今论述】

(1)有学者认为,由于黄连所含黄连素具有舒张血管,降低血压的作用,故在治疗急性感染性疾患合并有血压降低或休克时,使用大剂量黄连要慎重[江苏新医学院.中药大辞典.上海科学技术出版社,1986:2027]。

(2)黄连治疗细菌性痢疾,疗效比较肯定,但是,有人认为药典规定剂量偏小,实际用量以每日6克为宜[江苏新医学院.中药大辞典.上海科学技术出版社,1986:2026]。

【临证应用】

黄连为临床上常用的中药之一,其毒性较低。但是因其味极苦,超大剂量应用可能有消化道反应。超大剂量应用,对心律失常、咳喘、药物中毒等病症的治疗,可以起到意想不到的疗效,剂量以每日20~30克为宜。

黄芩

【功效与主治】

功效清热燥湿,止血,安胎。主治湿温、暑温胸闷呕恶,湿热痞满,泻痢,黄疸,肺热咳嗽,高热烦渴,血热吐衄,痈肿疮毒,胎动不安。

【规定剂量】

3~9克(临证极量:21~45克)。

【古今论述】

(1)《医学衷中参西录》载"李时珍治骨蒸发热病例,善用黄芩,以单味黄芩一两,水两盅煎一盅顿服,取得较好的退热止咳之功。"

(2)已故湖北名医洪子云教授,治疗老年性慢性支气管炎合并肺部感染者,常在茯苓四逆汤合并生脉散的基础上另以黄芩45克浓煎兑服,疗效肯定[戴玉.湖北中医杂志,1994,(6):2]。

【临证应用】

(1)黄芩毒性较低,特别是口服给药时安全性更高。对肺部感染性急症,可以大剂量应用,剂量以每日30克为宜。当病势控制以后,应该减少剂量,不宜超大剂量长期服用。

(2)黄芩有枯芩、条芩之分,前者专清肺热,后者专清大肠之热。清热泻火多生用,止血可炒炭,欲增强清除上部火热功效,可酒炒用。

龙胆草

【功效与主治】

功效泻肝胆实火,清下焦湿热。主治湿热黄疸,阴肿阴痒,带下,强中,湿疹瘙痒,目赤,耳聋,胁痛,口苦,惊风抽搐。

【规定剂量】

3~6克(临证极量:30~75克)。

【古今论述】

(1)《本草纲目》:“相火寄在肝胆有泻无补,故龙胆之益肝胆之气,正以其能泻肝之邪热也。但大苦大寒,过服恐伤胃中生发之气,反助火邪,亦久服黄连反从火化义。”

(2)有报道认为,龙胆草小剂量应用可以健胃,促进食欲,大剂量应用则清泻肝胆之火[刘晓东.中医药信息报,1995]。

【临证应用】

(1)龙胆草味极苦,大剂量应用极易损伤脾胃,出现胃肠道不良反应,因此应该慎重应用。

(2)龙胆草与黄柏虽均能清下焦湿热,但前者偏于泻肝胆实火,后者偏于清肾经虚热。

苦 参

【功效与主治】

功效清热利湿,祛风杀虫。主治热痢,便血,黄疸尿闭,赤白带下,阴肿阴痒,湿疹,湿疮,皮肤瘙痒,疥癣麻风;外治滴虫性阴道炎。

【规定剂量】

4.5~9克(临证极量:30~125克)。

【古今论述】

陆书诚介绍以苦参为主,内服治疗湿疹,苦参用量一般为62.5克,最多可用至125克,临床疗效非常显著,且大剂量疗效比小剂量疗效要好[陆书诚.广西卫生,1975,(1):38]。

【临证应用】

(1)苦参毒性较低,超大剂量应用时,个别患者可能出现消化道反应,因此,不能盲目超大剂用药,不可以久用,剂量以每日30克左右为宜。

(2)黄柏、苦参都是清热祛湿药,黄柏偏于燥湿,苦参则偏于利湿,因其有利水作用之故。

地骨皮

【功效与主治】

功效清热凉血,退骨蒸劳热。主治阴虚潮热,骨蒸盗汗,肺热咳嗽,咯血,衄血,内热消渴。

【规定剂量】

9~15克(临证极量:30~230克)。

【古今论述】

(1)《本草新编》:"地骨皮,非黄柏、知母之可比,地骨皮虽入肾而不凉肾,止入肾而凉骨耳。凉肾必至泻肾而伤胃,凉骨反而能益骨而生髓。黄柏、知母泄肾伤胃,故断不可多用以取败。地骨皮益肾生髓,不可少用而图功。欲退阴虚火动骨蒸劳热之症,用补阴之药,加地骨皮或五钱或一两,始能凉骨中之髓,而去肾中之热也。"

(2)有报道重用地骨皮退热。治春温长期低热不退者,用地骨皮60克,配以生地、知母、丹皮、青蒿、银柴胡等药;治湿温高热不退者,用地骨皮 60 克,配以麻黄、制附子、法半夏、杏仁、厚朴、六一散等药,均取得了较好的退热效用[座厂平.中医杂志,1994,35(2):120]。

【临证应用】

本品毒性极低,临床用于治疗虚热证时,可以超大剂量应用,安全性极高,剂量以每日 30~100 克为宜。

苍术

【功效与主治】

功效燥湿健脾,发散风湿。主治脘腹胀满,泄泻,水肿,脚气痿躄,风湿痹痛,风寒感冒,夜盲。

【规定剂量】

3~9 克(临证极量:30~600 克)。

【古今论述】

金·刘完素擅长大剂量应用苍术,少则二两,多则一斤,取其芳香化湿,辛透表里之功。创立了许多以苍术超大剂量应用的方剂,如苍术汤、苍术防风汤、苍术芍药汤、内托复煎散等,其经验值得借鉴。

【临证应用】

(1)苍术超大剂量应用比较安全,剂量以每日 30~50 克为宜,剂量大至每剂上百克是否合理,有待于实验及临床的进一步研究和证实。

（2）本品辛散苦燥，外能解风湿之邪，内能燥脾胃湿滞，故湿邪为病，不论表里上下，皆可随证配用。生用辛散性强，炒用辛散性弱，故祛风发汗宜生用，燥湿健脾宜炒用。与白术比较，苍术偏于燥湿健脾，白术偏于健脾而祛湿。

厚　朴

【功效与主治】

功效芳香化湿，行气导滞，降逆平喘。主治湿滞伤中，脘痞吐泻，食积气滞，腹胀便秘，痰饮喘咳。

【规定剂量】

3～9 克（临证极量：30～130 克）。

【古今论述】

（1）《本草汇言》："同吴萸、肉桂能行湿燥阴，实有理气行气之功。但气之盛者，用无不验，气之弱者，宜少用之。"

（2）《医学衷中参西录》："厚朴，治胃气上逆，恶心呕哕，胃气郁结胀满疼痛，为温中下气之要药……诸家多谓其误服能脱元气，独叶香岩谓多用则破气，少用则通阳，诚为确当之论。"

【临证应用】

（1）厚朴口服毒性极小，小鼠一次灌服 60 克 / 千克未见死亡，推算人体每日最大有效剂量可用至 130 克。以该药行气破气时，可以超大剂量应用，剂量以每日 30～60 克为宜。

（2）厚朴长于行气燥湿，对实证或虚中夹实者均可应用，尤以湿浊中阻或泄泻腹痛者更为相宜。

茯 苓

【功效与主治】

功效利水渗湿,健脾补中。主治水肿尿少,痰饮眩悸,脾虚食少,便溏泄泻,心神不安,惊悸失眠。

【规定剂量】

9~15克(临证极量:30~100克)。

【古今论述】

(1)《本草正》:"茯苓……以其味有微甘,故曰补阳,但补少利多,故多服最能损目,久弱极不相宜。"

(2)有报道在治疗心源性水肿时大剂量应用茯苓。临床药理实验证明:在处方中其他中药剂量不变,仅改变茯苓的用量,当每剂茯苓用量小于25克时,利尿作用不明显,欲达利尿作用,茯苓每日最少须用至30克,而每日茯苓用量在100克时,利尿作用最强,并观察到大剂量应用时,未见中毒反应。但在每日用量75克以上时,血中氯离子明显下降,宜用氯化钾或氯化钠来调节[康爱狄等.辽宁中医学院学报,1989,6(1.2):20]。

【临证应用】

(1)茯苓毒性极低,并且可以食用,故可以超大剂量应用。值得注意的是,当用于利尿时,超大剂量应用可以引起电解质的变化,特别是血中氯离子浓度明显下降,应该给以补充,否则会出现电解质的紊乱。

(2)茯苓按其入药部分不同而功用各异。茯苓皮,系剥下的茯苓外皮，长于利水消肿；赤茯苓，系剥去外皮后再切下外层或内部的淡红色部分，长于渗利湿热；茯苓，亦即称白茯苓，系切去赤茯苓后的部分，长于健脾渗湿；茯神，系茯苓抱有松木心的部分，长于宁心安神；茯神木，系除去茯神的松木棒，长于祛风通络。

泽泻

【功效与主治】

功效清热利水。主治小便不利，水肿胀满，泄泻尿少，痰饮眩晕，热淋涩痛；高血脂。

【规定剂量】

6～9 克（临证极量：30～120 克）。

【古今论述】

（1）《本草衍义》："泽泻，其功尤长于行水……《神农本草经》又引扁鹊云，多服病人眼涩，诚为行去其水。"

（2）《本草蒙筌》："泽泻，多服虽则目昏，暴服亦能明目，其义何也？盖泻伏水，去留垢，故明目。小便利，肾气虚，故目昏。二者不可不知。"

（3）《本草纲目》："泽泻，气平，味甘而淡，淡能渗泄，气味俱薄，所以利水而泻下……若久服则降令太过，清气不升，真阴潜耗，安得不目昏耶……所以久服必至偏胜之害也。"

【临证应用】

泽泻毒性较小。当用于利尿、降血压、降血脂时可以超大剂量应用，剂量以每日 30～50 克为宜。但动物实验及临床观察证明该药超大剂量长期应用,对肝肾功能具有轻度的损害,同时还会影响到电解质的代谢平衡。因此该药应用时应注意剂量适中,用药时间不宜过长。

薏苡仁

【功效与主治】

功效利水渗湿,清热排脓,健脾止泻。主治水肿,脚气,小便不利,湿痹拘挛,脾虚泄泻,肺痈,肠痈,扁平疣。

【规定剂量】

9~30克(临证极量:60~150克)。

【古今论述】

(1)《本草衍义》:“薏苡仁,凡用之,须倍于他药,此物力势和缓,须倍加用即见效。”

(2)《本草正》:“薏苡,味甘淡,气微凉,性微降而渗,故能去湿利水。以其去湿,故能利关节,除脚气……但其功力甚缓,用为佐使宜倍。”

(3)《药品化义》:“薏米,味甘气和,清中浊品,能健脾阴,大益肠胃……若咳血久而食少者,假以气和力缓,倍用无不效。”

(4)《本草新编》:“薏苡最善于利水,不至损耗真阴之气,凡湿盛在下身者,最宜用之,视病之轻重,准用药之多寡,则阴阳不伤,而湿病易去。故凡遇水湿之症,用薏仁一、二两为君,而佐之健脾去湿之味,未有不速于奏效者也,倘薄其气味之平和而轻用之,无益也。”

【临证应用】

炒用健脾渗湿，止泻；生用清热利湿排脓。其根亦入药，味甘微寒，功能清热利尿、驱蛔。可用于肺痈，尿路感染，尿路结石，肝炎，疳积等证。用量1～2两煎服。

金钱草

【功效与主治】

功效利水通淋，清热消肿。主治热淋，砂淋，尿涩作痛，黄疸尿赤，痈肿疔疮，毒蛇咬伤；肝胆结石，尿路结石。

【规定剂量】

15～60克（临证极量：60～250克）。

【古今论述】

（1）《本草纲目拾遗》引王安云："治反胃噎嗝，水肿鼓胀，黄白火疸，疝气阴证伤寒。"

（2）《四川中药志》："清血热，清肺止咳，消水肿。治肾结石，胆结石，跌打损伤及疟疾。"

【临证应用】

（1）金钱草各地使用的品种比较多，主要有四川大金钱草，为报春花科植物过路黄；四川小金钱草，为旋花科马蹄金属植物马蹄金；广金钱草，为豆科山蚂蝗属植物广金钱草；江西金钱草，为伞形科天胡荽或无叶天胡荽；江苏金钱草，为唇形科连钱草属植物连钱草。它们种属差异很大，作用也不完全相同。本书讨论的是正品过路黄，该药毒性极小，治疗结石症时，超大剂量应用比较普遍，一般每日剂量100克左右。

(2)金钱草品种很多，四川大金钱草治肝胆结石，小金钱草多用于痢疾、眼病、疥疮；广东金钱草用于肝胆结石；江西和江苏金钱草用治泌尿结石。

茵陈

【功效与主治】

功效清热利湿。主治黄疸尿少，湿疮瘙痒；传染性黄疸型肝炎。

【规定剂量】

6~15克(临证极量:30~150克)。

【古今论述】

(1)《汤液本草》:“仲景茵陈栀子大黄汤，治湿热也；栀子檗皮汤，治燥热也；湿则泻之，燥则润之可也。此二药治阳黄也。韩祇和、李思训治阴黄用茵陈附子汤，大抵以茵陈为君主，佐以大黄、附子各随其寒热也。”

(2)《本草经疏》:“茵陈，其主风湿寒热，邪气热结，黄疸，通身发黄，小便不利及头热，皆湿热在阳明、太阴所生病也。苦寒能燥湿除热，湿热去，则诸证自退矣。除湿散热结之要药也。”

(3)《本草正》:“茵陈，用此者用其利湿逐热，故能通关节，解热滞，疗天行时疾，热狂头痛，利小水。专治黄疸，宜佐栀子。黄而湿者多肿，再加渗利，黄而燥者干涩，再加凉润，只有阴黄一证，因以中寒不运，此非所宜。又解伤寒、瘴疟火热，散热痰、风热疼痛，湿热为痢，尤其所宜。”

【临证应用】

(1)茵陈及其活性成分具有一定的毒性，属低毒药。《药性论》早就认为茵陈“有小毒”。因此临床超大剂量应用应该注意剂量不能太大，用药时间也不能太长。连续用药时间不超过一个月为宜。

(2)本品为治黄疸专药，凡属肝、胆二经湿热之疾患，皆可用之。也常用于肾炎、肾结石、泌尿系感染及结石等病证。

滑石

【功效与主治】

功效利水通淋，清解暑热。主治热淋，石淋，尿热涩痛，暑湿烦渴，湿热水泻；外治湿疹，湿疮，痱子。

【规定剂量】

9～24克(临证极量:30～115克)。

【古今论述】

近代医家张锡纯擅长超大剂量应用滑石，常用量为一两。他认为滑石大剂量应用善于通络利窍，散解聚积，通利小便；而小剂量应用则可清利余热、暑湿。

【临证应用】

本品毒性虽低，但因是矿物类药，其溶解度有限，因此超大剂量应用应该有一个剂量范围。

威灵仙

【功效与主治】

功效祛风除湿,通络止痛。主治风湿痹痛,肢体麻木,筋脉拘挛,屈伸不利,骨鲠咽喉。

【规定剂量】

6~9 克(临证极量:30~190 克)。

【古今论述】

(1)《本草衍义》:"性快,多服疏人五脏真气。"

(2)《本草纲目》:"威灵仙,气温,味微辛咸。辛泄气,咸泄水,故风湿痰饮之病,气壮者服之有捷效,其性大抵疏利,久服恐损真气,气弱者亦不可服之。"

(3)何振文治疗胃寒痛,擅用威灵仙配合红糖,鸡蛋食疗。每剂用威灵仙 30 克,一般只服 1 剂,过半小时即见效[何振文.中医杂志,1981,(4):30]。

【临证应用】

威灵仙治疗风湿痹痛诸证时,剂量宜大,一般以每日 30 克为宜,剂量太大可能出现中毒。威灵仙中所含的白头翁素和白头翁醇为有毒成分,服用过量会引起中毒;本品植株的黏液或原白头翁素具有刺激性,接触过久可使皮肤发泡,黏膜充血。

牛　膝

【功效与主治】

功效活血止痛,强筋壮骨。主治腰膝酸痛,筋骨无力,经闭癥瘕,肝阳眩晕。

【规定剂量】

4.5 ~9 克(临证极量:30 ~115 克)。

【古今论述】

(1)《本草通玄》:"按五淋诸证,极难见效,惟怀牛膝一两,入乳香少许煎服,连进数剂即安。性主下行,且能滑窍。"

(2)《医学衷中参西录》:"牛膝,原为补益之品,而善引气血下注,是以用药欲其下行者恒以之为引经……然《别录》又谓其除脑中痛,时珍又谓其治口疮齿痛者何也? 盖此等证,皆因其气血随火热上升所致,重用牛膝引其气血下行,并能引其浮越之火下行,是以能愈也。"

【临证应用】

(1)牛膝用于肝阳上亢,气血上逆,虚火上炎等证时,可以超大剂量应用,取其引气血下行之功,剂量以每日 30 ~50 克为宜。

(2)牛膝长于下行,既能活血化瘀,又能补益肝肾。习惯认为,怀牛膝补益肝肾,强壮筋骨较好;川牛膝通利关节,活血通经较强。因此,凡瘀血阻滞,筋脉不利诸证,多用川牛膝;肝肾不足腰膝痿弱之证多用怀牛膝。

雷公藤

【功效与主治】

功效祛风,解毒,杀虫。主治风湿性关节炎,皮肤发痒,杀蛆虫、孑孓,灭钉螺、毒鼠。

【规定剂量】

10~25克(临证极量:30~45克)。

【古今论述】

(1)《中国药用植物志》:"雷公藤,苦、涩、寒。有毒。功能舒筋活血,祛风除湿。主治风湿性关节炎,跌打损伤。"

(2)《湖南药物志》:"杀虫,消炎,解毒。"

【临证应用】

雷公藤是近年来研究和应用得较多的抗风湿中药,其疗效肯定,但是毒性也较大。其毒性与所含生物碱及细胞毒的二萜环氧化合物有关。全根煎剂小鼠口服及腹腔注射的 LD_{50} 分别为18.40~26.55克/千克和4.81克/千克;根皮及木质部小鼠腹腔注射的 LD_{50} 分别为3.92克/千克和7.25克/千克;雷公藤甲素小鼠腹腔注射的 LD_{50} 为1.407毫克/千克。各种动物对雷公藤毒性反应不同,对金鱼、家兔、猫、羊一般不引起中毒,而对昆虫、犬、猪及人则毒性较强。

临床应用该品的不良反应表现有:轻者有不同程度的胃肠道刺激性反应,严重者有出血、白细胞下降,妇女月经紊乱等表现。有服本品根皮30~60克而致死的报道。因此,临床上超大剂量应用应持慎重态度，剂量以每日剂量不超过20克为宜。同时，由于本品具有免疫抑制及慢性中毒作用，因此用药时间不能过长。另外，应该注意合理的配伍用药，以减少该药的毒性及不良反应。

附子

【功效与主治】

功效回阳补火，温中止痛，散寒燥湿。主治亡阳虚脱，肢冷脉微，阳痿，宫冷，心腹冷痛，虚寒吐泻，阴寒水肿，阳虚外感，寒湿痹痛。

【规定剂量】

3～15克（临证极量：150～450克）。

【古今论述】

（1）《本草纲目》："乌、附毒药，非危病不可用，而补药中少加引导甚捷。有人才服钱匕即发燥不堪，而昔人补剂用为常药，岂古今运气不同耶？荆府都昌王，体瘦而冷，无他病，日以附子煎汤饮，兼嚼硫黄，如此数岁。蕲州卫张白户，平生服鹿茸、附子药，至八十余，康健倍常。若此数人。又《琐碎录》言滑台风土极寒，民啖附子如啖芋、栗，此则地气使然尔。"

（2）《本草正义》："附子，本是辛温大热，其性善走，故为通行十二经纯阳之要药……寿颐尝于临症之余，实地体验，附片二钱，尚不如桂枝三、五分之易于呼应，盖真性久已淘汰，所存者寡矣。是以苟遇大症，非用至二、三钱，不能有效，甚者必三、五钱，非敢孟浪从事，实缘物理之真，自有非此不可之势。若用生附，或兼用乌头、草乌，终嫌毒气太烈，非敢操必胜之券矣。"

(3)近代医家张锡纯认为附子之热力大于乌头,其治一例妊娠腹痛,证属寒积者,方中附子用量由三钱加至八钱,服药逾十剂,寒积去尽,停药至期而安全生子。其经验应证了《内经》之"有故无陨亦无陨也"之说(《医学衷中参西录》)。

(4)近代名医吴佩衡擅长超大剂量应用附子,其经验系统地归纳为十个大的方面:①助阳解表,扶正祛邪。代表方是麻黄附子细辛汤,附子用量为 30 克。②益火之源,回阳救逆。代表方是四逆汤,附子剂量用至每日 120 克;③温补脾阳,燥湿运土。代表方是附桂理中汤,附子用量一般为 30 ~ 60 克;④温阳托毒,活血通滞。代表方是阳和汤,附子用量为 60 克;⑤温经通络,祛风止痛。以乌头煎化裁,附子剂量常用 60 克;⑥温补阳气,振奋心阳。代表方是附子汤,附子用量为 30 ~ 120 克;⑦暖水燥土,温阳止泻。代表方是四神丸,附子用量为 30 ~ 60 克;⑧祛痰止咳,温化痰饮。代表方是附子加苓桂术甘汤,附子常用量为 30 ~ 60 克;⑨温暖胞宫,调经止痛。常以桂枝茯苓丸化裁,附子用量为 30 ~ 60 克;⑩滋养补虚,通经寒积。多用于老年寒性便秘,以附子加麻仁丸化裁,附子常用量为 60 克。

对于辨证明确的阴寒之证,常用附子 60 ~ 250 克 / 日,最大者一日用至 450 克。吴老在超大剂量应用附子时,特别强调须久煎,以煎液不麻口为度。而且服药后 3 ~ 4 小时内应忌食生冷,避风寒[张寿,等. 云南中医杂志,1982,(5):1]。

(5)李秀珍治疗黄疸性肝炎时,对中医辨证属寒湿中阻者,在利胆退黄的基础上,重用附子温运寒湿,附子剂量用至每日 30 克[李秀珍. 云南中医学院学报,1990,13(1):37]。

【临证应用】

(1)附子系有毒中药,附子 15 ~ 60 克口服可能中毒,表现为口腔灼热、流涎、恶心、呕吐、四肢及周身发麻,头昏、眼花、疲倦、呼吸困难、瞳孔散大、面色发白、皮肤冷而黏、心率失常，可能突然死亡。其超大剂量应用的历史由来已久，经验比较成熟。但是，临证超大剂量应用时，应该注意下列事项：①必须久煎，以 0.5 ~4 小时为宜，具体的标准是煎液不麻口，目的是降低和消除其毒性；②剂量应该逐渐加大，不可盲目地一次性加大剂量；③适应证必须明确，必须是寒湿之证；④必须清楚地了解和掌握附子的毒性和中毒反应的救护措施。

(2)附子、乌头、天雄系同一植物的子根和母根，性味功能也相似，但附子长于散寒，乌头长于祛风，天雄长于助阳。故温肾回阳多用附子，通痹止痛，多用乌头，阳痿多用天雄。乌头产于四川者名川乌，野生者名草乌。因有毒，多炮制使用。入汤剂宜久煎，可减缓毒性。

川乌

【功效与主治】

功效祛风除湿，温经止痛。主治风寒湿痹，关节疼痛，心腹冷痛，寒疝作痛。

【规定剂量】

1.5 ~3 克(临证极量:15 ~150 克)。

【古今论述】

(1)川乌头超大剂量应用始于仲景，在其著名的方剂乌头汤中，川乌用量是五枚，治疗脚气疼痛，不可屈伸之证。据推算，五枚川乌头的实际重量不低于 150 克[王琦. 伤寒论讲解，河南科学技术出版社，1988:421]。

(2)天津王士福教授治疗寒痹证,提倡重用川乌、草乌,且每剂用量均用至30克。王教授在重用川乌头时,非常在意其配伍、煎法和服药时间。其经验是:在重用川乌、草乌的同时,配以生甘草30克,与二乌同时先煎一个小时;当痹痛明显减轻,或只感痛处轻微麻木时,即停用大剂量的川乌和草乌,而改用甘淡渗泄之品以去湿邪[史宇广.当代名医临证精华.痹证专辑.中医古籍出版社,1988:24]。

(3)姜春华教授治疗痹证也善用制川乌,一般用量9克,对重症患者,每剂用至18克。其用法是川乌先煎15分钟后再与诸药同煎,煎液在一天之内分四次服完[朱炳林.湖北中医杂志,1986,(1):16]。

【临证应用】

同附子。

肉桂

【功效与主治】

功效温中补阳,散寒止痛。主治阳痿,宫冷,腰膝冷痛,肾虚作喘,阳虚眩晕,目赤咽痛,心腹冷痛,虚寒吐泻,寒疝,奔豚,经闭,痛经。

【规定剂量】

1~4.5克(临证极量:43~230克)。

【古今论述】

(1)《药性辨疑》:"桂心,性最烈,不可多服,配二陈则行气之效大,配四物则行血之功速。"

(2)《本草纲目》:引《医余录》:"有人患赤眼肿痛,脾虚不能饮食,肝脉盛,脾脉弱,用凉药治肝则脾愈虚,用暖药治脾则肝愈盛,但于温平药中倍加肉桂,杀肝益脾,故一治两得之。"

【临证应用】

(1)肉桂古代超大剂量应用较普遍,现代则少见。本品属辛热之品,大剂量应用对消化道,心脏及运动系统有一定的不良反应,应该加以注意。

(2)附子与肉桂均补命门之火,但附子偏于入气分,长于回阳,多用于四肢厥冷;肉桂偏于入血分,长于温中,多用于胃脘疼痛。凡气血虚寒,手足不温,或腰腿冷痛等证,二药常相须为用,增强疗效。

石菖蒲

【功效与主治】

功效芳香开窍,和中辟秽。主治脘痞不饥,噤口下痢,神昏癫痫,健忘耳聋。

【规定剂量】

3 ~9 克(临证极量:20 ~75 克)。

【古今论述】

周柏华擅长以超大剂量的石菖蒲起沉疴,其治遗尿、痴呆、耳聋、眩晕、胃下垂等疑难杂病,所用中药均以石菖蒲为主药,一般剂量最少用 20 克,最多用至 50 克,均取得了非常好的疗效,而且未发现有毒性及不良反应[周柏华.浙江中医杂志,1987,22(10):466]。

【临证应用】

(1)正品石菖蒲毒性极低。有伪品石菖蒲,系毛茛科植物阿尔泰银莲花,毒性大,应用时不可混淆。本品治疗各类神经、精神类病证时,剂量可超大,一般以每日 20 克为宜。

(2)古代文献称石菖蒲以“一寸九节者良”,故本品亦称为九节菖蒲。但现代所用之九节菖蒲为毛茛科植物阿尔泰银莲花 *Anemone altaica Fisch*. 的根茎,不得与石菖蒲相混淆。

猪牙皂

【功效与主治】

功效祛痰开窍,散结消肿。主治中风口噤,昏迷不醒,癫痫痰盛,关窍不通,喉痹痰阻,顽痰喘咳,咯痰不爽,大便燥结;外治痈肿。

【规定剂量】

1~1.5 克(临证极量:2~10 克)。

【古今论述】

《本草逢源》:“大小二皂,所治稍有不同,用治风痰,牙皂最胜,若治湿痰,大皂力优。古方取用甚多,然入汤药最少,有疡医以牙皂煎汤,涌吐风痰,服后全身赤痒,数日后皮脱,大伤元气,不可不慎。”

【临证应用】

本品含有毒成分皂甙,而且具有溶血作用,大剂量应用毒性亦增大,因此其超大剂量应用应该慎重。

钩藤

【功效与主治】

功效清热定惊,平肝息风。主治头痛眩晕,感冒夹惊,惊痫抽搐,妊娠子痫,高血压。

【规定剂量】

3～12克(临证极量:30～65克)。

【古今论述】

(1)《本草汇言》:“钩藤,祛风化痰,定惊痫,安客忤,攻痘瘄之药也……但久煎便无力,矣他药煎熟十余沸,投入即起,颇得力也。去梗纯用嫩钩,功力十倍。”

(2)《本草新编》:“钩藤,去风甚速,有风症者必宜用之。但风火之生,多因于肾水不足,以致木燥火炎,于补阴药中,少用钩藤,则风火易散,倘全不补阴,纯用钩藤以祛风散火,则风不能息,而火且愈炽矣。”

(3)临床研究证明,以钩藤治疗高血压病,日用量3～5钱的疗效不满意,而以日用量2～2.5两者疗效较好[江苏新医学院.中药大辞典,上海科学技术出版社,1988:1670]。

【临证应用】

(1)钩藤毒性极低,可以超大剂量应用,剂量以每日 30 克为宜。动物实验证明,长期大剂量地应用钩藤总碱,可以引起内脏的损害,因此,临床超大剂量应用,应该做到中病即止,不可长期超大剂量应用。

(2)本品长于治小儿高热惊痫,但宜用于惊风初起而轻微者。如抽搐较重,则宜用蝎尾、蜈蚣等配伍应用。

全蝎

【功效与主治】

功效息风止痉,解毒消肿。主治小儿惊风,抽搐痉挛,中风口歪,半身不遂,破伤风,风湿顽痹,偏正头痛,疮疡,瘰疬。

【规定剂量】

2.5 ~4.5 克(临证极量:6 ~15 克)。

【古今论述】

(1)张寿颐:“入煎剂轻者三尾,重者用至四、五尾,亦有入丸散用者,则可较多。”

(2)周炳麟等治疗因高热引起的惊厥证,擅长用超大剂量的全蝎,一般每日用 9 克,最多用至 15 克,取得了良好的抗惊厥作用,并且未发现有毒副反应[周炳麟等. 四川中医,1986,4(8):16]。

【临证应用】

(1)全蝎的毒性主要是由蝎毒所致,通过炮制可降低其毒性。

另外,在全蝎的药用部位中,蝎尾的毒性最大,在单纯用蝎尾时,应严格控制剂量,一般不应超过15克。而全蝎的干燥虫体用量可比蝎尾稍大一些。

(2)本品长于息风,多用于较重的抽搐。配伍蜈蚣,名止痉散,可增强疗效,有抗惊厥作用。

白附子

【功效与主治】

功效祛风痰,逐寒湿。主治中风痰壅,口眼歪斜,语言涩謇,痰厥头痛,偏正头痛,喉痹咽痛,破伤风;外治瘰疬痰核,毒蛇咬伤。

【规定剂量】

3~6克(临证极量:10~30克)。

【古今论述】

有报道重用白附子治疗面瘫,常用牵正散,白附子用量由9克加至20~30克,疗效显著,无不良反应。在其所治验的病例中,一例白附子每剂用至30克,每日1剂,服药6剂后症状减轻,15剂痊愈;另一例每日白附子用量也用至30克,同样收到良好的疗效,并未发现毒性及不良反应[曹素贞.山东中医杂志,1986.(4):20]。

【临证应用】

(1)本品毒性较大,特别是生用。临床超大剂量应用以每日10~20克为宜,剂量再大可能引起中毒。同时用药时间不能长,以免引起蓄积中毒。本品白附子即禹白附,国内20世纪50年代以前,白附子指毛茛科植物黄花乌头,今名关白附,应该加以区别。

(2)本品临床上多用于破伤风。

陈皮

【功效与主治】

功效理气健脾,燥湿化痰。主治胸脘胀满,食少吐泻,咳嗽痰多。

【规定剂量】

3~9克(临证极量:30~460克)。

【古今论述】

张寿颐:“新会皮,橘皮也,以陈年者辛辣之气稍和为佳,故曰陈皮。留白者通称陈皮,去白则曰橘红,降气和中,泄化痰饮,宜留白为佳,若专作疏散用,取其气胜,则宜橘红,连白者用一钱至一钱五,去白者不当过一钱以上。”

【临证应用】

(1)本品古今超大剂量应用相当普遍,且已被列入食品之列,因此,临床可以根据病情的需要,大胆超大剂量应用。

(2)本品入药以稍微陈旧者较好,故名陈皮。而陈皮和青皮相比较,青皮其性较猛,力大,偏于疏肝破气;陈皮则性缓,力弱。偏于健脾行气。临床上陈皮用于上中二焦,青皮用于中下二焦。若肝脾同病,或肝胃不和时,二者可同用。

苏子

【功效与主治】

功效降气消痰，平喘，润肠。主治痰壅气逆，咳嗽气喘，肠燥便秘。

【规定剂量】

3～9 克（临证极量：20～30 克）。

【古今论述】

（1）《本经逢源》："性主疏泄，气虚久嗽，阴虚喘逆，脾虚便滑者皆不可用。"

（2）《本草汇》："苏子，散气甚捷，最能清利上下诸气，定喘痰有功，并能通二便。除风寒湿痹。若气虚而胸满者，不可用也，或同补剂兼施亦可。"

【临证应用】

（1）许多本草文献皆记载该药具有"破气"之功，故凡气虚者不宜使用，若病情需要应用，则必须配以补气之药。另外也不能长期超大剂量应用。临床超大剂量应用以每日剂量不超过 30 克为宜。

（2）紫苏为发汗之轻剂。其茎、叶、种子分别入药。苏叶长于发汗，苏根、苏梗长于理气，苏子长于消痰平喘。故外感风寒多用苏叶；胸闷恶心多用苏梗；痰喘咳嗽多用苏子。

川芎

【功效与主治】

功效活血行气,祛风止痛。主治月经不调,经闭痛经,癥瘕腹痛,胸胁刺痛,跌仆肿痛,头痛,风湿痹痛。

【规定剂量】

3~9克(临证极量:30~70克)。

【古今论述】

(1)李培英认为,川芎活血化瘀时用量常为6~10克,而行气止痛则需大剂量,可用至每日30克[李培英.河南医科大学学报,1987,22(2):151]。

(2)据报道,大剂量的川芎可引起剧烈的头痛。有人用八珍汤治疗气血不足型头晕痛患者2例,因川芎量大,均引起剧烈头痛,被确认系川芎剂量过大所致。1例用川芎21克,服药后约20分钟,即头痛剧烈,呕吐数次,卧床休息即止,将川芎用量减为3克,续服未再发生上述现象,原证亦减轻[陈卫.中国中药杂志,1990,15(8):58]。

(3)《医学衷中参西录》张锡纯认为川芎治疗头疼,剂量不过二三钱。

【临证应用】

(1)川芎毒性较低,临床超大剂量应用较为普遍,但亦有超大剂量应用出现不良反应的报道。因此,具体应用时应该注意如下四点:a.用于行气止痛时方可超大剂量;b.川芎药性辛温,用于热证或虚证时,应该注意配伍和反佐;c. 口服每日剂量以不超过 30 克为宜;d. 孕妇及经期妇女不宜用。

(2)本品既能活血,又能行气,为“血中之气药”。故于活血方中用之,可增强祛瘀作用,补血方中用之,可使补而不滞。唯其辛温香串之性,有升散作用,对阴虚火旺,肝阳上亢之头痛等证,不宜使用。

赤芍

【功效与主治】

功效凉血活血,消痈散结。主治瘀滞经闭,癥瘕积聚,腹痛,胁痛,衄血,血痢,肠风下血,目赤,痈肿。

【规定剂量】

6～12 克(临证极量:30～100 克)。

【古今论述】

(1)《本草求真》:“赤芍与白芍主治略同,但白则有敛阴益营之力,赤则正有散邪行血之意;白则能于土中泻木,赤则能血中活滞。故凡腹痛坚积,血瘕疝痹,经闭目赤,因于积热而成者,用此则能活血逐瘀,与白芍主补无泻,大相远耳。”

(2)《本草经疏》:“赤芍破血,故凡一切血虚病,及泄泻,产后恶露已行,少腹痛已止,痈疽已溃,并不宜服。”

(3)赤芍用于治疗重症黄疸性肝炎时,许多医家均举张超大剂量应用赤芍,如方立成治疗重症黄疸性肝炎,赤芍最少用 30 克,大者用至 60 克,取得了良好的疗效,且未发现有任何不良反应[方立成. 湖南中医学院学报,1988,8(1):14]。

【临证应用】

(1)赤芍基本无毒,临床超大剂量应用比较安全,而且疗效比常规用量者有所提高。目前比较成熟的经验是超大剂量,用于治疗急性感染性病症、重症黄疸性肝炎、肝纤维化、冠心病、心绞痛等疾病,起始量一般为每日30克。

(2)丹皮、赤芍药皆能凉血行瘀,但丹皮长于凉血除蒸,赤芍药长于行瘀止痛。

丹参

【功效与主治】

功效活血调经,清热除烦。主治月经不调,经闭痛经,癥瘕积聚,胸腹刺痛,热痹疼痛,疮疡肿痛,心烦不眠;肝脾肿大,心绞痛。

【规定剂量】

9~15克(临证极量:30~175克)。

【古今论述】

(1)临床以丹参煎剂治疗晚期血吸虫病所致的肝脾肿大,共设三个剂量组,丹参用量分别为15~25克;30~45克;50~80克。分别连服42、30、30日为一疗程。临床观察结果证明大剂量组疗效要比小剂量组好,且未见有不良反应[中药大辞典,1988:481]。

(2)张作华等人曾作过动物实验,考察不同剂量的丹参制剂对狗冠状循环的作用,丹参制剂相当于生药的剂量分别是:小剂量组2~4克、中剂量组16克、大剂量组30克。实验结果证明丹参改善冠状循环的作用呈剂量依赖性。张氏认为目前丹参制剂中丹参的剂量偏低，而增加用量可以提高疗效[张作华等. 中国医院药学杂志，1984，(5)：3]。

(3)张守谦治疗前列腺肥大，擅长用超大剂量的丹参，取其活血化瘀，改善局部循环之功，常用量30克，大至50克，配以黄柏、知母、牛膝、大黄、益母草等药，治疗40例，取得92.5%的有效率，其中显效24例，占60%[张守谦等. 中西医结合杂志，1985，5(5)：303]。

【临证应用】

(1)丹参系临床最常用中药之一，毒性极低，其超大剂量应用的经验比较成熟，应用范围也比较广泛，特别是用于一些疑难病症的治疗，如冠心病、充血性心衰、中风、皮肤色素斑等，均取得了较好的疗效。另外，动物实验及临床观察都证实大剂量应用无论是何疑难病症，都必须是中医辨证有瘀血者。当然，剂量也不宜盲目超大，以每日30～60克为宜。

(2)丹参与当归比较，当归补血之力大于祛瘀，兼能温经。而丹参祛瘀之力大于补血，兼清血热。

益母草

【功效与主治】

功效调经止血，行水退肿。主治月经不调，痛经，经闭，恶露不尽，水肿尿少；急性肾炎水肿。

【规定剂量】

9～30克(临证极量：60～120克)。

【古今论述】

(1)《本草逢原》:“近世治番痧腹痛呕逆,用以浓煎,少加生蜜,放温恣饮有效,取其能散恶血也。”

(2)名医朱良春治疗急重症,擅长超大剂量应用益母草,如治产后高血压,益母草用量必须增至60克,并创名方“益母草降压汤”,该方以益母草为主药,用量60克,配以杜仲、桑寄生、甘草,此三味中药均用常用量;又如以益母草利水消肿,必超大剂量应用,治肝硬化腹水,益母草每日用120克;治疗急性肾炎,益母草每日用90克,均取得显著的疗效,且均未见任何毒副反应[朱良春.中医杂志,1984,25(1):21]。

(3)胡氏治疗阴黄证而见腹大如鼓,下肢浮肿者,常在退黄方中加入超大剂量的益母草,剂量用至90~120克,取其活血利尿消肿之功[胡安黎.上海中医药杂志,1987,(9):10]。

【临证应用】

(1)益母草对子宫具有兴奋作用,为妇科良药,毒性较小。临床超大剂量应用较为普遍,特别是用于一些疑难病症的治疗。据报道,有人服120克/日而无不良反应,也有人口服20克即发生中毒,可见对该药的耐受性存在着个体差异。另外,临床也有该药超大剂量应用致死的报道。因此不能盲目地一味用的超大剂量,应该遵循剂量递增的原则,超大剂量以30~90克为宜。

(2)本品善于行血祛瘀,为妇科良药,不论虚实寒热皆可配伍应用,故有益母之名。活血用三钱左右,止血用一两左右。

水蛭

【功效与主治】

功效破血逐瘀,通经散结。主治癥瘕痞块,血瘀经闭,跌仆损伤。

【规定剂量】

1.5~3克(临证极量:10~30克)。

【古今论述】

(1)《医学衷中参西录》:"愚治妇女闭经癥瘕之证,其脉不虚弱者,恒用水蛭轧细,开水送服一钱,日两次,虽数年瘀血坚积,一月可以尽消。"

(2)司氏治疗高血压动脉硬化引起的缺血性中风,擅长用单味水蛭治疗,煎剂水蛭用至30克,水煎至100毫升,一日内分2次服完。一般连服一个月以上,不仅疗效好,而且也未见有明显的毒性及不良反应[司志国.中国急救医学,1984,(4):21]。

【临证应用】

水蛭系有毒中药,大剂量应用可以引起出血症,严重者可致死亡,因此超大剂量应用应特别谨慎。同时,水蛭生用与炮制后用的毒性也不同,有人通过药理研究证实,水蛭含有毒重金属元素超过一般虫类药,从而推测其毒性与所含超量有毒重金属元素有关。入汤剂超大剂量应用,建议剂量以每日10~30克为宜,同时,适应证必须是瘀血证。

桃仁

【功效与主治】

功效破血祛瘀,润肠通便。主治经闭,痛经,癥瘕痞块,跌扑损伤,肠燥便秘。

【规定剂量】

4.5～9克(临证极量:15～30克)。

【古今论述】

(1)《本草经疏》:"桃仁性善破血,散而不收,泻而无补,过用之,及用之不得其当,能使血下不止,损伤真阴。"

(2)《药品化义》:"桃仁,味苦能泻血热,体润能滋肠燥。若连皮研碎多用,走肝经,主破蓄血,逐月水,及遍身疼痛,四肢木痹,左半身不遂,左足痛甚者,以其疏经活血行血,有去瘀生新之功,若去皮捣烂少用,入大肠,治血枯便闭,血燥便难,以其濡润凉血和血,有开结通滞之功。"

【临证应用】

(1)桃仁中的苦杏仁苷经酶水解产生有毒的氢氰酸,常用量桃仁内服水解后的氢氰酸极微,因此不会中毒,但长期大量服用后,可致氢氰酸蓄积而中毒。因此桃仁超大剂量应用必须注意两点,一是用药时间不宜长,二是剂量适中,以每日10～30克为宜。

(2)桃花、桃叶均可入药。桃花功能泻下通便,利水消肿,可治腹水、水肿、大便秘结等证。煎服1～2钱,研末吞服每次五分,每日2～3次。桃叶治湿疹、痔疮,取20片左右,煎汤熏洗。桃仁多与红花同用，可增强疗效。

仙鹤草

【功效与主治】

功效止血。主治咳血，吐血，崩漏下血，疟疾，血痢，脱力劳伤，痈肿疮毒，阴痒带下。

【规定剂量】

6～12克（临证极量：30～100克）。

【古今论述】

（1）吴允耀认为，仙鹤草单味使用时，剂量宜大，不可拘泥于《中华人民共和国药典》所规定的常用量。其治疗腰肌劳损，单用一味仙鹤草，每日用量为60克，取得了良好的疗效[吴允耀. 中医杂志，1986，(9)：68]。

（2）名医张伯臾治疗冠心病恢复期，擅长从心脾同治，调理心之气血。且惯用大剂量的仙鹤草于补心脾，调气血方中，取其兴奋心脏之功[张伯臾. 张伯臾医案. 上海科学技术出版社，1979]。

（3）名医黄文东治皮肤紫癜，仙鹤草最小用至30克，取其收敛止血之功[黄文东. 黄文东医案. 上海人民出版社，1977]。

【临证应用】

（1）仙鹤草毒性极低。临床超大剂量应用于某些疑难病证治疗时，疗效显著，如肿瘤、眩晕、紫癜、过敏性紫癜等，一般用量为每日30克，多者有达到100克，均未发现有不良反应。但药理学研究证明，大剂量的仙鹤草具有扩张外周血管、降压、强心、抑制平滑肌作用,因此对其剂量需加以控制,以每日30克为宜。

(2)本品功专止血,同时具有强壮作用,对于血证,不论寒热,皆可用之。分量宜大,三钱以下,效果不显。

半夏

【功效与主治】

功效降逆止呕,燥湿祛痰,宽中消痞,下气散结。主治痰多咳喘,痰饮眩悸,风痰眩晕,痰厥头痛,呕吐反胃,胸脘痞闷,梅核气。

【规定剂量】

3~9克(临证极量:30~190克)。

【古今论述】

(1)张完素:"半夏,热痰佐以黄芩,风痰佐以南星,寒痰佐以干姜,痰痞佐以陈皮、白术,多用则泻脾胃。"

(2)张寿颐:"究之古用半夏治痰,惟取其涎多而滑降,且兼取其味辛而开泄,本未有燥湿之意,惟其涎莶甚,刺激之力甚猛,故为有毒之品,多服者必有喉痛之患,而生姜则专解此毒。"

(3)王士福教授临床喜超大剂量应用半夏,其体会是,半夏用量不同功效也有所不同,如6~12克具有和胃之功;10~20克则有降逆止呕,化痰畅中之效;30克以上能安神疗不寐;60克以上具有镇痛之功[当代名医临证精华. 痹证专辑. 中医古籍出版社,1988:22]。

(4)徐寿集历代半夏超大剂量应用之大成,临证用半夏,剂量为每日30~50克。治疗痞证、呕证,失眠及痰饮诸症,据其20年的经验,未见1例有不良反应[徐寿. 新中医,1989,21(12):38]。

(5)朱元起临证超大剂量应用半夏,强调病例选择必须严格。虽主张心下痞满较甚,呕吐,逆气冲咽或不寐,应投大剂量的清半夏 30 ~ 60 克,甚至达 120 克,但对脾不化湿、停饮,呕恶者则用 9 ~ 15克;脾虚生湿,胃气呆滞者,半夏宜投小剂量,以 6 ~ 9 克为宜;而肺胃阴虚者,半夏的用量更要小[朱元起. 中医杂志,1986,(10):67]。

(6)王瑞根认为生半夏入传统汤剂疗效优于制半夏,临证用以降浊用量宜大,可达 30 克,和中则用 15 克。在用生品时以先煎 30 分钟为妥,这样绝无口麻等不良反应[王瑞根. 中国中药杂志,1989,14(1):53]。

【临证应用】

(1)动物实验证明,不同炮制的半夏中,以生半夏毒性最大,其次依次为漂半夏、姜半夏、蒸半夏、矾半夏。临床有误服生半夏致口腔、喉头、消化道水肿而致窒息死亡的报道。长期以姜半夏制剂口服或肌注,少数病例出现肝功能异常和血尿。半夏具有一定的毒性,特别是生半夏,临床应用以白矾制半夏的毒性最小。半夏剂量应用不同,其表现出的功效也有所不同,超大剂量应用应慎重,要注意所用半夏的品种,煎煮方法及病证的性质。一般的原则是用制半夏,先煎,用于痞、满、呕等脾胃不虚的实证。

(2)半夏经不同炮制后,效用也有些差异,清半夏、法半夏都能燥湿化痰,而清半夏又偏于和中健胃,法半夏则燥湿之功倍胜,半夏曲主用于和胃止呕,并助消化。生半夏一般只作外用,极少内服。

葶苈子

【功效与主治】

功效祛痰定喘,泻肺行水。主治痰涎壅肺,喘咳痰多,胸胁胀满,不得平卧,胸腹水肿,小便不利;肺源性心脏病水肿。

【规定剂量】

3~9克(临证极量:30~60克)。

【古今论述】

(1)《本草纲目》:"葶苈甘苦二种,正如牵牛黑白二色,急缓不同。大抵甘者下泄之性缓,虽泄肺而不伤胃;苦者下泄之性急,既泄肺而易伤胃,故以大枣辅之。然肺中水气膹满急,非此不能除,但水去则止,不可过剂尔。既不久服,何致伤人?"

(2)岳氏治肺心病咳喘痰多之症,提倡泻肺祛痰一吐为快。擅长大剂量应用葶苈子,其经验是:处方用葶苈子与大枣相伍,当处方中葶苈子剂量为24克时,其泻肺祛痰作用不明显,当剂量增至30克时,方出现明显的泻肺祛痰作用。当痰涎得出,肺心病的症状则明显改变,且患者可以平卧[岳在文.中医杂志,1983,(3):79]。

【临证应用】

葶苈子用于充血性心衰,肺心病心衰时,只有在超大剂量应用时才表现出良好的强心作用,剂量以每日30~50克为宜。应该注意的是,当超大剂量应用葶苈子时,一是适应证必须明确,必须是痰涎壅肺的肺实证;二是超大剂量用药的时间不能过长,主要是其中的强心苷有蓄积作用。

苦杏仁

【功效与主治】

功效止咳定喘，润肠通便。主治外感咳嗽，喘满，喉痹，肠燥便秘。

【规定剂量】

4.5～9克（临证极量：37.3～100克）。

【古今论述】

（1）《本草经集注》："得火良。恶黄芩、葛根，畏蘘草。"

（2）李熙民等认为，苦杏仁若大剂量口服用于治疗癌症应该加服抗生素，以抑制肠道菌丛，使β－葡萄糖苷酶的产生减少，苦杏仁被分解也减少，氢氰酸的生成也减少，从而使其毒性降低[李熙民等.新药与临床，1986，5(3)：14]。

【临证应用】

（1）苦杏仁系有毒中药，超大剂量应用以每日30克为宜，否则就会中毒致死。由于苦杏仁的毒性主要是由氢氰酸所致，而氢氰酸又必须在肠道菌丛的作用下，由苦杏仁苷分解而产生。因此，当长期超大剂量应用苦杏仁时，可适当选用抗生素，通过减少肠道菌丛数，使氢氰酸的产生减少，而达到降低苦杏仁毒性的作用。

（2）杏仁有苦、甜之分。苦杏仁祛痰止咳平喘，治外感肺实之喘咳；甜杏仁润肺止咳平喘，治肺虚咳喘。

人参

【功效与主治】

功效大补元气,补脾益气,益气生津,宁神益智。主治体虚欲脱,肢冷脉微,脾虚食少,肺虚喘咳,津伤口渴,内热消渴,久病虚羸,惊悸失眠,阳痿宫冷,心力衰竭,心源性休克。

【规定剂量】

3~9克(临证极量:30~150克)。

【古今论述】

(1)《本草集要》:“酒色过度,损伤肺肾真阴,阴虚火动,劳嗽吐血咳血等证勿用之。盖人参入手太阴,能补火,故肺受邪者忌之。若误服参、芪甘温之剂,则病日增,服之过多则死不可治。”

(2)《本草新编》:“然人参亦有单用一味而成功者,如独参汤,乃一时权益,非可持为常服也。盖人气脱于一时,血失于顷刻,精走于须臾,阳绝于旦夕,他药缓不济事,必须用人参一、二两,或三、四两,作一剂煎服以救之,否则阳气愈散而死矣。”

(3)近代名医张锡纯治大气下陷之证,人参用量常用至一两,取得了很好的益气举陷作用(《医学衷中参西录·人参解》)。

(4)姚志雄认为,人参治疗危重证时,剂量不可拘泥于常用剂量,一般用量15~50克,浓煎顿服。治疗心源性休克,以人参益气固脱,剂量可用至80克,待缓解后,则改为轻剂调理[姚志雄.新中医,1983,(8):29]。

【临证应用】

（1）人参系传统滋补中药，过去对其毒性及不良反应认识不足，存在滥用现象。事实上，当人参应用不当，或超大剂量应用时，同样会出现各种各样的毒性及不良反应，应该引起广泛的注意。动物实验，小鼠灌服人参根粉的 LD_{50} 在 58 毫克／千克以上；小鼠灌服人参 100、250、500 毫克／千克，连服一月的亚急性毒性观察未见异常。

人口服 3% 人参酊剂 100 毫升，即感轻度不安和兴奋，如口服 200 毫升或大量人参根粉，可中毒，出现玫瑰疹、瘙痒、头痛、眩晕、体温升高、出血等中毒反应。出血为人参急性中毒的特征。有报道，新生儿 3 例服人参 0.3～0.6 克煎剂中毒，其中死亡 1 例[邹俊兰等. 新医学，1974，5(6)：279]。

人参超大剂量多应用于脱证，经验比较成熟，一般用量以每日 30 克为宜，可以根据病情一次顿服，或分多次顿服。煎法是另煎兑入、浓煎。当脱证的病势得以控制后，应该改用常用剂量。

（2）本品分野生和栽培两种，现多为栽培。又因加工方法不同，有红参、白参两种。红参温性较大，白参温性较小。人参价格昂贵，除垂危病人必须使用外，一般病人，可用党参代替。

党参

【功效与主治】

功效补中益气。主治脾肺虚弱，气短心悸，食少便溏，虚喘咳嗽，内热消渴。

【规定剂量】

9～30 克(临证极量:50～60 克)。

【古今论述】

(1)《本草正义》:“党参力能补脾养胃,润肺生津,健运中气,本与人参不甚相远……特力量较为薄弱,不能持久,凡病后元虚,每服二、三钱,止足振动其一日之神气,则信乎和平中正之规模,亦有不耐悠久者。然补助中州而润泽四隅,故凡古今成方之所用人参,无不可以潞党参当之,即凡百证治之就用人参者,亦无不可以潞党参投之。”

(2)已故名医张伯臾治疗心绞痛,自汗盗汗多者,在用红参益气固脱后,常以超大剂量的党参代替红参,起益气固脱之功,党参剂量用至 60 克,取得良好的效果[张伯臾.张伯臾医案.上海科学技术出版社,1978:37]。

【临证应用】

党参毒性极低,用于脾胃气虚证时,可以超大剂量应用,剂量以不超过 60 克为宜。

黄芪

【功效与主治】

功效补气固表,利水消肿,托疮排脓。主治气虚乏力,食少便溏,中气下陷,久泻脱肛,便血崩漏,表虚自汗,气虚水肿,痈疽难溃,久溃不敛,血虚萎黄,内热消渴;慢性肾炎蛋白尿,糖尿病。

【规定剂量】

9～30 克(临证极量:50～300 克)。

【古今论述】

(1)《医学衷中参西录》"拙拟有加味补血汤、干颓汤,方中皆重用黄芪。凡脉弱无力而痿废者,多服皆能奏效。"

(2)张锡纯治大气下陷之证,也擅长超大剂量应用生黄芪,一般剂量用一两,重者用至四两,取生黄芪补气升气,举陷固脱之功。

(3)已故名医黄寿人先生,治体虚感冒,常用超大剂量的生黄芪,其处方思路同经方玉屏风散,取大剂量的生黄芪益气固表,托邪外达之功。一般剂量用 60 克[李恩宽. 中医杂志,1981,(6):17]。

(4)吴允耀认为,当黄芪作为复方的君药时,剂量宜大。其治糖尿病并发慢性骨髓炎,久治不愈,疮口疼痛者,以加味四妙勇安汤化裁,方中以生黄芪为主药,剂量每日用至 100 克,收到了良好的效果[吴允耀. 中医杂志,1986,(9):68]。

(5)岳美中名老中医治疗鹤膝风的明方四神煎,便是以黄芪为主药,每剂剂量用至 240 克,其余三味远志、石斛、川牛膝均用超大剂量,分别是 90、120、90 克。且煎至 1 碗后,一次顿服,效果非常好,也未见有不良反应[陈克翼等. 岳美中医话集. 中国古籍出版社,1984:57]。

(6)张学安采用中西医结合疗法治疗脑梗死,西药用维脑路通、复方丹参液、低分子右旋糖酐、蝮蛇抗栓酶;中药用补阳还五汤加味,方中以黄芪为主药,起始量为 30 克,最大用至 240 克。结果证明中西结合的疗效优于单纯西药的疗效[张学安. 实用医学杂志,1991,7(5):261]。

(7)兰雄飞认识到,黄芪临床应用的剂量不同,会产生不同的功效,甚至完全相反的作用,他总结出黄芪20克以内利尿,30克以上抑制利尿;15克以内升压,35克以上反而降压[兰雄飞.中医药研究,1989,(1):30]。

(8)孟昭桐也认为,补阳还五汤治疗中风后遗症的关键是黄芪的用量,根据症状表现及脉象,黄芪的用量可以从60克递增至130克。重用黄芪以大补脾肺之气,达到“气行则血行”之功[孟昭桐.陕西中医函授,1984,(3)21]。

(9)根据郭万寿的经验,对手术后伤口长期不愈合者,可重用黄芪60~90克,加双花、花粉各15~30克,水煎至300毫升,于手术后翌日分四次口服。结果表明具有良好的促进伤口愈合、预防感染的作用[郭万寿.国医论坛,1988,(6):32]。

【临证应用】

(1)黄芪系常用补益中药,毒性极低,临床超大剂量应用比较普遍。由于该药对利尿、血压、心脏等在小剂量和大剂量应用时,会产生决然不同的药效作用,因此,在超大剂量应用该药时,一定要弄清适应证,对慢性肾炎、慢性溃疡、中风后遗症等病症,中医辨证都必须有明显的气虚证时,方可超大剂量应用。对急性期肾炎、溃疡、中风等病症,不宜超大剂量应用。

(2)本品生用重在走表而外达皮肤,能止汗又能排脓生肌;炙用重在走里,能补脾生血。

(3)黄芪与人参均为补气之品,但人参补气兼能养阴,气虚欲脱者宜之;黄芪补气兼能扶阳,气虚自汗者宜之。若气虚较甚之证,二者又可相须为用。

白术

【功效与主治】

功效补脾益气,燥湿利水。主治脾虚食少,腹胀泄泻,痰饮眩悸,水肿,自汗,胎动不安。土白术又名土炒白术,为白术片用灶心土细粉炒至外面挂有土色,取出摊晾入药者。功效健脾,和胃,安胎。用于脾虚食少,泄泻便溏,胎动不安。

【规定剂量】

6~12克(临证极量:30~120克)。

【古今论述】

(1)《医学衷中参西录》:"一妇人因行经下血不止,服药旬余无效,势极危殆。遂于治下血药中加白术一两,生鸡内金一两,服一剂血即止,又服数剂以善其后。一少年咽喉常常发干,饮水连连不能解渴。诊其脉微弱迟濡,当系脾胃湿寒,不能健运,以致气化不升也。投以四君子汤加干姜、桂枝尖,方中白术重用两许,一剂其渴即止。"

(2)上海名医顾丕荣主任医师治疗肝病,擅长超大剂量应用白术。当白术用于实脾时,小剂量用15~30克;中剂量用30~60克;而大剂量60~100克;用于肝硬化腹水时,取白术健脾行气利水之功,剂量常用30~60克[史宇广等.肝炎肝硬化专辑.中医古籍出版社,1988:317]。

(3)名医魏龙骧治疗便秘症,提倡超大剂量应用白术,取其运脾通便之功,单用或配伍升麻、生地应用,剂量用60克,均取得良好的疗效[刘树民等.中医药学报,1990,(2):31]。

(4)唐文安认为:白术超大剂量应用必须对症,必须是脾胃气虚证或因虚致实证,相反,凡实证或虚实夹杂之证,要慎用,更不能超大剂量应用,否则会加重病情,出现不良反应。他还列举了呕血症及痢疾症用大剂量的白术(60、40 克),反使病情加重的实例[唐文安.贵阳中医学院学报,1987,(4):45]。

【临证应用】

(1)白术系常用益气健脾中药,毒性极低。关于其毒性的动物实验报道,完全与临床观察的结果相反,临床上常用白术来治疗贫血症、白细胞减少症,因此,需要对其亚急性毒性进一步的证实。临床用于虚性便秘、慢性腰肌劳损、肝病时用量常超大,经验比较成熟,可以推广应用,剂量以每日 30 ~60 克为宜。

(2)本品炒用芳香开胃之力较大。土炒健脾止泻之力较优,焦用则健脾而兼消导。此外与苍术相比,本品以健脾为主,苍术以燥湿为胜。

甘草

【功效与主治】

功效补脾益气,清热解毒,润肺止咳,缓急止痛,调和诸药。主治脾胃虚弱,倦怠乏力,心悸气短,咳嗽痰多,脘腹、四肢挛急疼痛,痈肿疮毒,缓解药物毒性、烈性。

【规定剂量】

1.5 ~9 克(临证极量:37.3 ~150 克)。

【古今论述】

(1)李杲:“甘草,炙之则气温,补三焦元气,而散表寒,除湿邪,去咽痛,缓正气,养阴血。凡心火乘脾,腹中急痛,腹皮急缩者,宜倍用之。”

(2)《本草衍义补遗》:“甘草味甘,大缓诸火。下焦药少用,恐大缓不能直达。”

(3)《药品化义》:“甘草,炙用温而补中……但味厚而太甜,补药中不宜多用,恐恋膈不思食也。”

(4)《本草备要》:“甘草……仲景有甘草汤、甘草芍药汤、甘草茯苓汤、炙甘草汤以及桂枝、麻黄、葛根、青龙、理中、四逆、调胃、建中、柴胡、白虎等汤,无不重用甘草,赞助成功。即如后人益气、补中、泻火、解毒诸剂,皆依甘草为君,必须重用,方能见效,此古法也。奈何时师每用甘草不过二三分而止,不知始自何人,相习成风,牢不可破,附记于此,以正其失。”

(5)《医学衷中参西录》:“愚拟治霍乱两方,一为急救回生丹,一为卫生防疫宝丹,二方中皆重用甘草,则甘草之功用可想也。”

(6)周平安认为,生甘草用于解救有机磷农药中毒时,宜超大剂量应用,内服用 30 克,加生大黄 10 克煎服;洗胃可用至 500 克。他还结合日本、美国、加拿大等国对甘草每日最大配备量的规定(每日不超过 5 克),认为甘草的应用,应该遵循单用、偶用量可稍大,常服久服剂量亦小的原则,一般用 1 ~ 9 克,最大不超过 30 克[周平安. 中药通报,1986,11(7):57]。

(7)有人总结出甘草应用剂量与药效作用的关系,他认为甘草内服 1 ~ 5 克具有调和诸药的作用;5 ~ 12 克则起温胃、补中、解毒作用;30 克以上具有类似激素样作用,可用于阿狄森病的治疗[兰雄飞. 中医药研究,1989,(1)30]。

(8)有人总结出的经验是,对于中医辨证为实证的胃脘痛和淋证,同样可以用以超大剂量的甘草,剂量分别为45、60克,前者取其缓急止痛,后者取其类似激素样作用。前者配以石膏、黄芩、大黄等药,后者配龙胆草、黄芩、栀子等药,临床验证均取得良好的疗效[梁兴才.吉林中医药,1987,(4):31]。

(9)据报道,有人临床验证,对误用莨菪叶而致中毒的病证,使用大剂量的生甘草120克,配合绿豆等药煎汤内服,具有很好的救急解毒作用。一例患者5剂中药中共用去生甘草372克,未见有毒性与不良反应[汪德云.四川中医,1986,4(11):52]。

(10)已故名医施今墨先生治疗心悸证,辨证为阴虚肝旺,阴血不足者,常以栝楼薤白汤和炙甘草汤化裁,方中炙甘草的剂量一般为每日30克,取其益气复脉之功[施今墨.施今墨临床经验集.人民卫生出版社,1982:95]。

【临证应用】

(1)甘草为临床上最常用中药之一,毒性比较低。临床用于治疗痛证、心悸证、各类中毒症时,可以超大剂量应用,剂量一般以30~60克为宜。但临床大剂量或小剂量长期服用,约有20%的病人可能出现水肿,四肢无力,痉挛麻木,血压升高,低血钾等不良反应。治疗过程中应该注意补钾,肾性高血压、低血钾症患者应慎用或禁用。

(2)本品除个别疾病重用外,一般多为辅助之品,配入复方中应用,以减低或缓解药物的偏性或毒性。清热解毒宜生用,补脾益气宜炙用。

当归

【功效与主治】

功效补血活血,调经止痛,润燥滑肠。主治血虚萎黄,眩晕心悸,月经不调,经闭痛经,虚寒腹痛,肠燥便秘,风湿痹痛,跌扑损伤,痈疽疮疡。酒当归活血通经,用于经闭痛经,风湿痹痛,跌扑损伤。

【规定剂量】

4.5~9 克(临证极量:30~120 克)。

【古今论述】

(1)《医学衷中参西录》:"至于女子产后受风发抽搐,尤宜重用当归,因产后之发搐,半由于受风,半由于血虚,当归既能活血以祛风,又能生血以补虚,所以愚治此等证,恒重用当归一两,少加散风之品以佐之,即能随手奏效。"

(2)夏永潮等擅长超大剂量应用当归:①其治瘀血性头痛症,以桃红四物汤化裁,方中当归剂量常用 60~90 克,取得了非常好的疗效[夏永潮. 北京中医学院学报,1988,11(2):29];②其又治一例视神经脊髓炎后遗症,所用处方以当归为主药,剂量用 80~100 克,患者服药 27 剂后,行路正常,神经系统检查正常[夏永潮. 上海中医杂志,1990,(8):31]。

(3)李妍怡治疗各类心脑血管疾患及内科疑难杂症,常在古方佛手散基础上,重用岷当归,最大剂量用至 100~120 克,取得良好的疗效。所治疾病包括脑血栓形成、脑出血、多发性脑梗死、冠心病、脑外伤后遗症、多发性大动脉炎、脉管炎、深部静脉血栓、散发性脑炎后遗症等,共治疗219例,均取得良好的疗效。并对用药前后的大、小便常规、肝肾功能、血脂、免疫球蛋白、补体C_3、血流动力学、心电图等指标进行检测,结果证明用药前后各项指标无明显差异,唯有纤维蛋白原较前下降。在治疗过程中,个别患者有便溏或腹泻出现,服健脾中药后泻止[李妍怡.实用中西医结合杂志,1990,39(2):109]。

【临证应用】

当归系临床常用中药之一。临床研究证明,该药用于治疗心、脑血管,外周血管疑难病症时,超大剂量应用的疗效比常用剂量疗效好,且无明显的毒性及不良反应。由于该药对子宫具有双向调节作用,超大剂量的当归可引起子宫强直性收缩,因此,妊娠期妇女不宜超大剂量应用。

(2)当归入药,有头、身、尾及全当归之分,一般认为当归头活血,当归身养血,当归尾破血。但常用者为当归尾和全当归,前者偏于祛瘀血,后者偏于补血活血。

熟地黄

【功效与主治】

功效补血,滋阴。主治热病伤阴,舌绛烦渴,发斑发疹,吐血,衄血,咽喉肿痛。

【规定剂量】

9～15克(临证极量:30～120克)。

【古今论述】

(1)《医学衷中参西录》:“《张氏八阵》、赵氏《医贯》、《冯氏锦囊》皆喜重用熟地,虽外感证,亦喜用之……又:冯氏所著本草,为熟地能大补肾中元气,此亦确论。凡下焦虚损,大便滑泻,服他药不效者,单服熟地即可止泻。然须日用四五两,煎浓汤服之亦不作闷,少用则无效。”

(2)吴允耀认为,血脱证益气固脱以后,宜用大剂量的熟地黄复阴摄阳,提倡用张仲景之镇阳煎,方中以熟地黄为主药,剂量用至40克,配以枸杞子、干姜、附片、炙甘草等药,临床应用,取得良好的疗效[吴允耀.中医杂志,1986,(9):68]。

【临证应用】

(1)熟地黄系常用中药之一,其超大剂量应用的历史由来已久。唐代孙思邈喜欢大剂量应用,明代张介宾也喜欢大剂量应用该药,故有“张熟地”之美称。至明、清及近代医家中,超大剂量应用者不乏其人,如傅青主、陈士铎、张锡纯等。该药超大剂量应用多见于真阴不足、阴血亏损诸证,以妇科病证多见。近年来发现长期超大剂量应用该药,可出现类似皮质激素样的不良反应。因此应该注意用药的周期和剂量,超大剂量以每日30~50克为宜。

(2)熟地黄既补精血,又益肝肾,是补肾阴之要药,但性黏腻,易助湿碍胃,影响消化,对脾胃虚弱有湿者,应当慎用。

白芍药

【功效与主治】

功效养血敛阴,缓中止痛。主治月经不调,头痛眩晕,腹痛,手足挛急疼痛。

【规定剂量】

6~15 克(超大剂量:30~120 克)。

【古今论述】

(1)《医学衷中参西录》:"芍药,为其味酸,故能入肝以生肝血;为其味苦,故能入胆而益胆汁;为其味酸而兼苦,且又性凉,又善泻肝胆之热,以除痢疾后重,疗目疾肿疼。与当归、地黄同用,则生新血;与桃仁、红花同用,则消瘀血;与甘草同用则调和气血,善治腹痛;与竹茹同用,则善止衄血;与附子同用,则翕收元阳下归宅窟。惟力近和缓,必重用之始能建功。"

(2)有报道治疗妇女阴道痉挛,善用芍药甘草汤,方中白芍每剂用至 100 克,配生甘草 5 克,取其酸甘缓急止痛解痉之功,临床治疗多例,均获痊愈,疗程最短 10 日,最长两个月,治疗过程中未发现有不良反应[陈远文. 国医论坛,1990,(2):16]。

(3)据报道有人擅长以芍药甘草汤治疗各类痛证,包括三叉神经痛、胆管结石致胁痛、胆道蛔虫证、肾绞痛等。方中白芍剂量一般用 60 克,甚至用至 90 克,其止痛作用非常明显[郑家本. 四川中医,1986,4(8):11]。

(4)张琪教授临床治疗四肢、腹部、腰背部挛急症,常用芍药甘草汤,他提倡白芍用量宜大,一般用 30~50 克,剂量小了疗效欠佳[张琪. 辽宁中医杂志,1986,10(9):15]。

(5)据报道有人通过大量的临床观察发现,对泌尿系统结石,当白芍在处方中的用量达到 20~50 克时,的确有促进结石排出之功,当配合利湿通淋中药时,其排石效果更好[曹春宝. 安徽中医学院学报,1986,6(1):37]。

【临证应用】

(1)白芍与赤芍之分始于梁·陶弘景。白芍偏于柔肝养阴血,而赤芍则偏于活血化瘀。该药基本无毒,近年来已开发用于食品。临床用药经验及药理学研究均证实,该药用于解痉止痛时,必须超大剂量应用,剂量从30~120克不等,而且配以甘草,具有协同作用。

(2)白芍和赤芍主治略同,但白芍以养血柔肝为主,赤芍以凉血活血为主。

山茱萸

【功效与主治】

功效补益肝肾,涩精止汗。主治眩晕耳鸣,腰膝酸痛,阳痿遗精,遗尿尿频,崩漏带下,大汗虚脱,内热消渴。

【规定剂量】

6~12克(临证极量:30~120克)。

【古今论述】

(1)《新修本草》:"人有五更泄泻,用山茱萸二两为末,米饭为丸,临睡之时,一刻服尽,即用饭压之,戒饮酒行房,三日而泄泻自愈。或疑山茱萸性温,阴虚火动者,不宜多服。夫阴虚火动,非山茱萸又何以益阴生水,止其龙雷之虚火哉。"

(2)据《医学衷中参西录》,张锡纯擅长超大剂量应用山茱萸,其治疗脱证,山茱萸一般用一、二两,最多用至四两。他认为超大剂量的山茱萸肉具有收敛元气,振作精神,固涩滑脱之功。

【临证应用】

(1)山茱萸用于治疗各种滑脱证时,可以超大剂量应用,药理研究也进一步证实该药超大剂量应用时,具有强心、升压、抗休克作用,且未见有不良反应。超大剂量以每日 30～120 克为宜。

(2)山茱萸以涩为主,多用于遗精带下;五味子以收为主,多用于咳喘汗多。

山药

【功效与主治】

功效补脾胃,益肺肾。主治脾虚食少,久泻不止,肺虚喘咳,肾虚遗精,带下,尿频,虚热消渴。麸炒山药补脾健胃,用于脾虚食少,泄泻便溏,白带过多。

【规定剂量】

15～30 克(临证极量:30～300 克)。

【古今论述】

(1)《药品化义》:"山药,温补而不骤,微香而不燥,循循有调肺之功,治肺虚久嗽,何其稳当,因其味甘而气香,用之助脾,治脾虚腹泻,怠惰嗜睡,四肢困倦。又取其甘则补阳,温养肌肉,为肺脾二脏要药。土旺生金,金盛生水,功用相仍,故六味丸中用之治肾虚腰痛,滑精梦遗,虚怯阳痿。但性缓力微,剂宜倍用。"

(2)《本草求真》:"山药,本属食物,古人用入汤剂,谓其补脾益气除热。至入汤剂以治火虚危症,难图近功,必多用之方愈,以其秉性和缓故耳。"

（3）据《医学衷中参西录 · 山药解》，张锡纯最擅长超大剂量应用山药，他提倡该药宜生用，不宜炒用，一般用一两，最多用至六两，并有两日用山药达八两的病案记录。

（4）单从礼名老中医治疗老年性带下，常用超大剂量的山药，取该药健脾止带之功，一般每日用 90 克，取得良好的疗效［姚传平. 新中医，1992，（10）：7］。

【临证应用】

（1）山药系食用中药，无毒性，临床用于治疗脾肺阴虚、脾虚湿盛等证，均可超大剂量应用，且剂量范围较大。

（2）本品富有黏液，补而不滞，温而不燥，能补脾气，益胃阴，为补中气最和平之药。用量宜大，少则效果不显。